AF319026

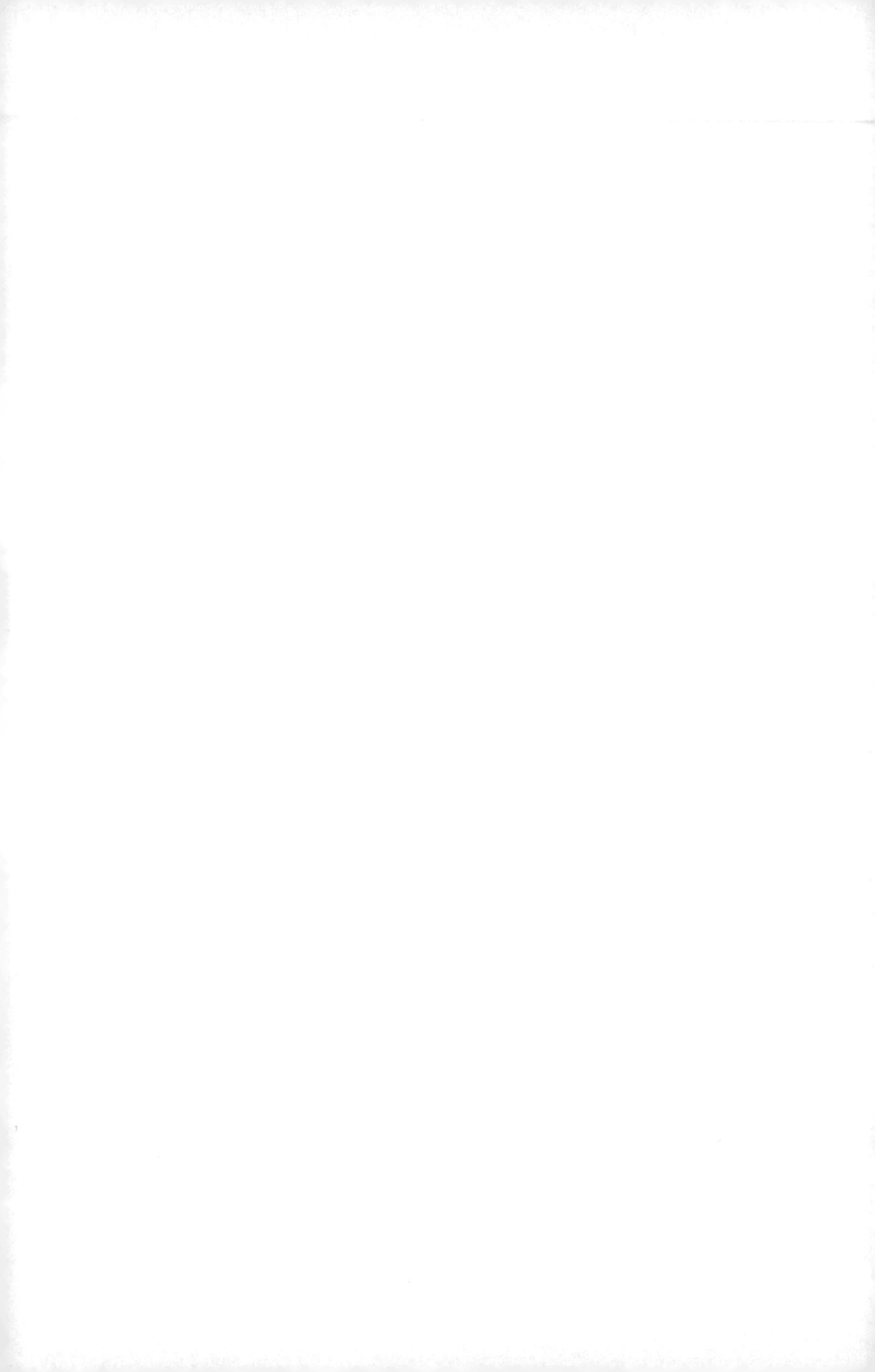

ESSAI

SUR LA MÉNINGITE

EN PLAQUE OU SCLÉREUSE

LIMITÉE A LA BASE DE L'ENCÉPHALE

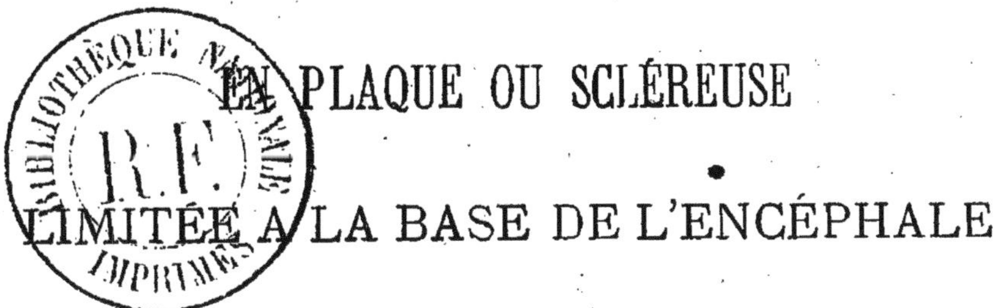

PAR

Émile LABARRIÈRE,

Docteur en médecine de la Faculté de Paris,
Ancien prosecteur et lauréat de l'École de médecine de Reims,
Ancien interne des hôpitaux de la même ville,
Ex-interne provisoire des hôpitaux de Paris,
Médaille de bronze de l'Assistance publique.

PARIS

V. A. DELAHAYE ET Cie, LIBRAIRES-ÉDITEURS.

Place de l'Ecole-de-Médecine.

1878

A LA MÉMOIRE

DE MON PÈRE

ESSAI

SUR LA

MÉNINGITE EN PLAQUE

OU SCLÉREUSE

LIMITÉE A LA BASE DE L'ENCÉPHALE

INTRODUCTION ET DÉFINITION.

Les lésions qui se développent à la base de l'encéphale, quelle que soit leur origine, sont d'un diagnostic difficile. Il arrive bien souvent au lit du malade que le médecin reste indécis, ne sachant s'il est en présence d'une lésion artérielle ou d'une tumeur, d'une pachyméningite ou d'une altération des méninges molles. Nous nous sommes appliqué à décrire une de ces lésions qui se présente sous la forme de plaques circonscrites, d'épaississements fibreux ou scléreux des méninges molles de la base du cerveau.

Nous l'avons séparée des lésions de même nature que l'on rencontre à la convexité parce qu'il existe, croyons nous, pour sa localisation à la base de l'encéphale des conditions étiologiques particulières et des symptômes très-différents qui ne sont pas sans intérêt, et sur lesquels nous reviendrons un peu plus loin.

Nous avons dû, pour étudier la méningite scléreuse en elle-même, mettre de côté tous les faits où elle n'est que consécutive, car il eût été bien difficile de séparer les symptômes de la maladie primitive de ceux de l'affection secondaire. D'un autre côté, nous n'avons voulu rapporter aucune observation qui ne fût suivie d'une autopsie établissant qu'il s'agissait bien d'une méningite en plaque, et que de plus elle était primitive. Chez les syphilitiques on observe assez souvent des troubles nerveux basilaires qui ressemblent aux débuts de la méningite scléreuse et qui disparaissent sous l'influence d'un traitement spécifique. Plusieurs faits de ce genre nous ont été communiqués par plusieurs Agrégés et Médecins des hôpitaux; nous les remercions de la générosité avec laquelle ils nous les ont offerts : si nous n'avons pas consigné ces observations dans notre travail, c'est, comme nous venons de le dire, parce que la preuve matérielle faisait défaut.

Nous tenons aussi à témoigner toute notre reconnaissance à notre maître M. Lancereaux pour les conseils qu'ils nous a donnés et l'intérêt qu'il nous a toujours témoigné.

ÉTIOLOGIE.

L'inflammation scléreuse des méninges molles est rarement primitive ; dans la grande majorité des cas elle fait suite à une lésion qui a pris naissance dans le tissu de la pie-mère ou dans les vaisseaux qui la traversent, ou bien à un travail morbide qui s'est développé soit dans la dure-mère, soit dans la partie superficielle de l'encéphale. Ostéite cérébrale, pachyméningite, fongus et lésions syphilitiques de la dure-mère, tumeurs de l'encéphale, gommes de la pie-mère, telles sont les causes les plus communes des plaques de méningite lorsqu'elles sont secondaires. Mais il s'en faut de beaucoup que l'inflammation scléreuse primitive soit aussi fréquente, et l'on peut s'en rendre compte par le petit nombre d'observations que nous avons réunies.

La *syphilis* est la cause la plus évidente des lésions basilaires que nous étudions, et c'est à cette maladie qu'il faut les rattacher dans la plupart des faits que nous rapportons (obs. I, II, III, IV, VII, VIII). Il n'y a rien de précis dans l'époque du début de la méningite en plaque chez les syphilitiques : les premiers symptômes, se sont montrés au bout de seize ans chez la malade de M. Lancereaux (III); c'est six mois après l'infection que la paralysie du moteur oculaire commun gauche est survenue dans l'observation (IV) de Ziemssen. Tout ce que l'on peut dire, c'est que dans aucun des faits que nous avons réunis, on ne voit coïncider une manifestation secondaire de la syphilis avec l'apparition d'une de ces paralysies isolées qui marquent le début de la maladie que nous étudions. Cette circonstance nous fait rattacher la méningite en plaque à la période tertiaire de la syphilis.

Il est vrai que les paralysies des nerfs crâniens qui constituent le symptôme capital de cette méningite sont assez communes dans la période secondaire de la syphilis, mais leur signification n'est nullement la même.

Les unes apparaissent en même temps que les premiers accidents secondaires et disparaissent après une durée moyenne de un mois, sans laisser de traces ; la lésion anatomique qui les caractérise est peu connue : sont-elles dues à une altération du nerf lui-même, ou bien du canal ostéo-fibreux qu'il traverse (Lancereaux, Traité de la syphilis, p. 159) ?

Les paralysies qui surviennent dans la période tertiaire ont une durée beaucoup plus longue, et résultent, du moins dans la variété qui nous occupe, de la compression et de l'étranglement du nerf à la base de l'encéphale par une lésion des méninges molles ; leur marche et leur durée dépendent de l'évolution anatomique de cette méningite.

Alcoolisme. — A côté de la syphilis, existe-t-il d'autres causes capables de produire une méningite en plaque à la base de l'encéphale ? Nous avons recherché si l'alcool qui est si souvent accusé d'entraîner des altérations cérébrales pouvait déterminer des plaques de méningite scléreuse limitées à la base, et nous avons trouvé qu'elles coïncidaient toujours avec des lésions analogues et beaucoup plus accentuées à la convexité. Ce fait est en rapport avec l'opinion de M. Lancereaux sur ce point; voici comment il s'exprime dans son Atlas d'anatomie pathologique (p. 307 et 308): « La méningite alcoolique se localise à la convexité des hémisphères, engendre l'opalinité et l'épaississement des méninges molles..... Le siége de prédilection de la méningite syphilitique est la base de l'encéphale, principalement la protubérance dans le voisinage du tronc basilaire. Ainsi s'explique la fréquence des troubles oculaires dans le cours de son existence. »

Tuberculose. — Il est des auteurs allemands qui décrivent comme méningite chronique la méningite tuberculeuse commune, à période prodromique de longue durée. Voici ce que dit Bierbaum à ce sujet Méningitis simplex ; Leipzig, 1866): « La forme chronique de la méningite tuberculeuse survient le plus ordinairement au-dessus de trois ans. Les symptômes en sont vagues et équivoques. Les enfants sont continuellement maladifs ; s'ils éprouvent une amélioration passagère pouvant faire croire qu'on s'est trompé, c'est pour retomber dans le même état de langueur. » C'est assurément un abus d'introduire de semblables divisions dans la méningite tuberculeuse et de décrire comme *méningite chronique* la période prodromique d'une méningite tuberculeuse aiguë. Nous croyions trouver décrites, sous ce nom de *chroniques,* des lésions scléreuses occasionnées par des tubercules des méninges, mais l'auteur n'en parle pas ; la méningite *chronique* de Bierbaum n'en est pas une. C'est pour éviter cette confusion que nous avons désigné les lésions que nous étudions sous le nom de méningite en plaque, ou scléreuse.

Dans toutes les observations de méningite en plaque de nature tuberculeuse dont nous avons connaissance, la lésion méningitique n'était jamais isolée : des tubercules volumineux siégeaient en même temps soit sur le trajet des artères dans l'épaisseur de la pie-mère, soit dans la couche corticale] de l'encéphale. Nous avons eu l'occasion d'observer récemment un fait de ce genre à l'hôpital Temporaire dans le service de notre savant maître, M. Duguet. Il s'agissait d'un homme de 40 ans, entré avec du délire, de la contrac-ure des muscles du cou, des mouvements convulsifs des membres ; il mourut deux jours après sans que l'on ait pu se procurer aucun renseignement sur les symptômes antérieurs. A l'autopsie, on trouva une plaque de méningite scléreuse siégeant au niveau de la face inféférieure du lobe gauche du cervelet, ayant la forme d'un cercle de 4 centimètres de diamètre, s'étendant en avant jusqu'à la circonférence du cervelet. En sectionnant celui-ci au niveau de cette membrane méningitique, on voyait cette dernière se confondre intimement avec la substance cérébelleuse. Dans l'épaisseur de cette tumeur se trouvaient une douzaine de tubercules dont les plus gros étaient du volume d'un noyau de cerise. Il était évident que cette méningite scléreuse localisée était consécutive aux tubercules qui s'étaient développés sur les vaisseaux de la couche corticale du cervelet, et dont plusieurs étaient déjà ramollis; c'est donc un cas de méningite scléreuse secondaire.

Quant à l'observation de méningite *granuleuse* de MM. Blachez et Luys (*Gazette hebdomadaire*, 1861, p. 198) que ces auteurs tendent à considérer comme syphilitique, que Virchow (Pathologie des tumeurs, trad. par Aronsohnn; Paris, 1869, p. 144) croit plutôt tuberculeuse, nous n'avons pas cru pouvoir l'envisager rigoureusement comme une méningite scléreuse, en raison des symptômes de méningite aiguë qui se sont surajoutés dans les derniers jours de la maladie, particulièrement le ralentissement considérable du pouls (56 pulsations), qui ne s'est montré dans aucune de nos observations de méningite en plaque. Ajoutons que quelle que soit la nature, tuberculeuse ou syphilitique, des granulations trouvées à l'autopsie dans l'épaisseur de la pie-mère à la base du cerveau, il est vraisemblable qu'elles ont été le point de départ des lésions méningitiques qui se sont produites. Il s'est développé autour de ces petites tumeurs, un travail prolifératif comme autour de toutes les granulations tuberculeuses.

En un mot, pour nous cette méningite scléreuse est secondaire aux tubercules et s'est terminée par une méningite aiguë : la succession des symptômes constatés pendant la vie en fait foi ; les lésions trouvées à l'autopsie « sur toute la face inférieure du cerveau et du cervelet, sur les faces latérale et postérieure de ce dernier où la pie-mère est épaisse, sans transparence, adhérente, » sont des transformations scléreuses ; tandis qu'il faut considérer comme des lésions aiguës celles qui existent « au niveau de l'espace sous-arachnoïdien antérieur, » où « l'arachnoïde, la pie-mère et le tissu cellulaire sont épaissis et comme infiltrés d'une sorte de plasma de teinte opaline. »

Il nous semble que la tuberculose ne produit pas à la base de l'encéphale la forme primitive de la méningite scléreuse, pas plus que l'alcoolisme qui atteint les méninges à la convexité. Nous ajouterons que la cause des lésions échappe dans les observations de M. Lépine (obs. IX), et de mon ami C. Remy (obs. X); il n'en est pas question dans les observations résumées de Benedickt (obs. V), de John Windsor (obs. VI), et de Türck (obs. XI); il est permis de supposer que la syphilis était en cause dans une ou plusieurs de ces dernières.

La syphilis est la seule condition étiologique qui soit bien établie, mais nous ne prétendons pas pour cela qu'il n'en existe pas d'autres. Un certain nombre d'auteurs ont admis l'influence des maladies du cœur et des gros vaisseaux sur la production de la méningite en plaque. Leudet lui-même semblerait disposé à l'admettre, sans cependant se prononcer d'une façon formelle (Jaccoud, Diction. de méd. prat., t. 22, p. 198).

ANATOMIE PATHOLOGIQUE.

Siége des lésions. — La méningite scléreuse de la base siége de préférence à sa partie moyenne et non sur ses parties latérales, entre le chiasma des nerfs optiques et l'extrémité supérieure de la moelle (Broadbent. The Lancet, janvier, février ; British medical Journal, janvier, février et mars, in Jahresbericht, t. II, p. 706, 1874 ; Romberg, Nervenkrankeiten, 3ᵉ éd. t. II, p. 922). Quand les lésions s'étendent transversalement sur la face inférieure des lobes du cerveau et du cervelet, parfois même sur la face supérieure de ce dernier, elles sont plus accentuées sur la partie moyenne de la base et vont en diminuant d'intensité sur les côtés ; du moins, c'est ce que nous remarquons dans les observations dont nous avons connaissance. C'est tantôt au niveau du chiasma, tantôt au niveau du pont de Varole, tantôt enfin plus en arrière au niveau de la face antérieure du bulbe que la méningite en plaque est le plus marquée. Nous verrons plus tard quelles différences dans les symptômes peuvent résulter du siége variable de la maladie.

Description. — Quel que soit le point où elle se développe, la méningite peut se présenter sous deux aspects différents : tantôt sous la forme de petits îlots, tantôt sous celle d'une plaque assez étendue et généralement unique.

Les îlots de méningite scléreuse siégent de préférence au niveau des nerfs crâniens : dans l'observation de Ch. Remy (obs. X) on voit un foyer de méningite de chaque côté des pédoncules cérébraux, englobant les nerfs moteurs oculaires communs et pathétiques ; une petite plaque de même nature entourait le nerf moteur oculaire externe gauche.

Il est plus fréquent de voir la méningite scléreuse primitive n'occuper qu'un seul point et s'étendre sur une portion beaucoup plus grande de la base de l'encéphale

Tantôt la lésion entourant le chiasma se continue sur la protubérance, les pédoncules cérébraux et la face antérieure du bulbe (obs. I) ; tantôt l'épaississement n'existe que sur la partie des méninges molles qui tapisse la face inférieure de la protubérance et du bulbe (obs. II).

Ajoutons que la lésion peut être beaucoup plus étendue. Dans son Traité des affections nerveuses syphilitiques (Paris, 1860 , p. 317), Zambaco raconte qu'à l'autopsie d'un individu syphilitique ayant présenté des symptômes de paralysie générale, M. Richet trouva « la pie-mère d'une structure fibreuse. Elle était épaisse et adhérait à la substance grise de toute la surface de l'encéphale. Elle étranglait en quelque sorte les cordons nerveux en les comprimant à l'endroit où ils émergent de l'encéphale, entourés par un prolongement de cette membrane. » Un peu plus loin, il parle de la compression qne subissait le cerveau enveloppé d'une membrane résistante et de structure fibreuse. Enfin, il ajoute que M. Richet a eu une seconde fois l'occasion de constater à l'autopsie des lésions analogues sur une femme de son service à l'hôpital de Lourcine.

Face superficielle. — Ces plaques de méningite sont opaques, blanchâtres et présentent l'aspect et la consistance du tissu fibreux, surtout lorsque la pie-mère et l'arachnoïde viscérale confondues ensemble sont fortement épaissies. Quelquefois cependant l'inflammation scléreuse donne aux méninges un aspect couenneux, lardacé ; c'est ce que l'on remarque dans l'observation de Bruberger (VII) où la pie-mère est consistante, fibreuse au niveau du pont de Varole, gélatineuse et lardacée autour du chiasma. Lorsque l'exsudat présente cette mollesse, peut-il comprimer les nerfs crâniens qui le traversent au point de supprimer leur fonction ? Türck (*loco citato*) pose la question sans la résoudre.

De la surface des méninges enflammées se détachent des tractus fibreux qui se rendent à la dure-mère, établissant avec cette membrane des adhérences quelquefois nombreuses, souvent très-résistantes. La méningite scléreuse va peut-être plus loin et détermine dans certains cas une lésion secondaire de la dure-mère : dans l'observation de Ziemssen (obs IV) cette membrane était peu adhérente aux os du crâne.

Face profonde. — Il n'est pas rare de voir la face profonde des méninges altérées adhérente à la substance nerveuse sous-jacente qui se déchire lorsqu'on enlève la pie-mère.

L'*épaisseur* des méninges molles sclérosées est quelquefois peu considérable : c'est lorsque la lésion est peu étendue en surface (obs X) ; dans le cas contraire les méninges épaissies peuvent atteindre jusqu'à 3 millimètres (obs. II). Généralement plus marqué au centre l'épaississement diminue à mesure qu'on se rapproche de la périphérie, si bien que sur ses bords la plaque de méningite se confond insensiblement avec les méninges saines.

Nous n'avons pas fait l'examen histologique de ces plaques méningitiques, mais nous pensons que la lésion siége dans le tissu cellulaire qui se trouve dans la pie mère. Et en effet, nous voyons coïncider ces lésions avec d'autres de l'enveloppe celluleuse des artères. Nous savons également que la syphilis porte ses atteintes sur l'appareil vasculaire. Ces lésions sont différentes de celles des séreuses qui produisent des exsudats membraniformes s'étalant en surface.

LÉSIONS SECONDAIRES. — Cette plaque de méningite sclé reuse détermine des troubles consécutifs dans la fonction des nerfs (atrophie) et des vaisseaux (hydrocéphalie, ramollissement et atrophie secondaires de l'encéphale) qui la traversent ; souvent elle s'accompagne de lésions qui jouent le rôle de complications (artérite, gommes, exostoses, méningite de la convexité),et qui se développent parallèlement à la méningite en plaque de la base de l'encéphale.

Atrophie des nerfs. — D'après Jaccoud (Leçons de clinique médicale faites à la Charité, 1867, p. 395) les nerfs comprimés par l'exsudat sont atrophiés ; « cette dégénérescence est pure, c'est-à-dire qu'il ne s'y joint ni prolifération conjonctive, ni dépôts amyloïdes ; la lésion est bornée à la moelle et au cylindre-axe ; des molécules graisseuses s'accumulent dans les tubes nerveux, et par leur accumulation même en détruisent le contenu ; les gaînes restent intactes, ou bien d'après Hasse, elles se transforment en tissu cellulaire ordinaire au point de devenir méconnaissables. » Mais il semble que cette atrophie ne soit pas constante : dans l'observation de Remy (obs. X) les nerfs comprimés ne présentaient rien d'analogue, aucune altération dans leur texture ; il est vrai que la lésion méningitique ne paraissait pas ancienne ; de plus les éléments anatomiques peuvent avoir perdu leurs propriétés sans avoir perdu leur forme.

Ramollissement. — Chez le malade de M. Lépine (obs. IX), au niveau de la protubérance on ne pouvait enlever la pie-mère épaissie sans entraîner de la substance blanche ; il en est de même chez celui de Bruberger (obs. VII). Ce ramollissement superficiel paraît dû à la gêne apportée dans la circulation par les méninges devenues fibreuses et comprimant les vaisseaux artériels qui s'en détachent.

Toutefois ce résultat ne peut être produit que sur les artères de petit calibre : celles d'un volume plus considérable ont des parois assez fortes pour résister à la compression, et lorsqu'un ramollissement se développe dans le territoire qu'elles irriguent, il faut le rattacher à une nouvelle cause que nous étudierons tout à l'heure, l'artérite.

Le ramollissement peut s'étendre, comme les lésions méningitiques dont il est la conséquence, aux différentes parties de la base de l'encéphale : à la surface des pédoncules cérébraux (obs. I), ou de la protubérance (obs. IX), autour du chiasma (obs. VIII) ; si la méningite s'étend à la partie supérieure du cordon médullaire, le ramollissement peut atteindre toute l'épaisseur de la moelle (obs. VII).

Le plancher du quatrième ventricule peut-il être ramolli par le même mécanisme ? Chez une malade qui outre les signes habituels de la méningite en plaque avait présenté de la polyurie (obs. I), il existait une teinte jaunâtre du plancher du quatrième ventricule ; chez une autre qui avait été en outre atteinte de polyurie et de glycosurie (obs. VIII) on trouva une adhérence des plexus choroïdes au bord gauche du calamus scrip-

torius, et à ce niveau la substance cérébrale paraissait
érodée, irrégulière et légèrement ramollie dans sa couche superficielle, surtout au niveau des filets du nerf
acoustique gauche.

Atrophie du cerveau. — D'après Jaccoud (Pathol. int.,
t. I, p. 217), lorsque les lésions de la méningite scléreuse sont anciennes, le tissu nerveux cortical est atrophié à leur niveau. Wunderlich (1) signale également
l'atropie de la partie du cerveau en rapport avec l'exsudat. Nous voyons en effet que chez le malade de
M. Lépine (obs. IX) le mésocéphale était petit, atrophié ;
une plaque de méningite recouvrait la protubérance.

L'*hydrocéphalie* survient-elle dans la méningite scléreuse limitée à la base ? Huguenin (Handbuch der pathologie und therapie..... herausgegeben von Dr Ziemssen ;
erste hælfte, p. 326) prétend que dans les transformations chroniques des méninges on ne rencontre pas
l'hydrocéphalie, et il l'explique en disant (p. 528) que
celle-ci survient dans l'altération diffuse des méninges ;
un peu plus loin (p. 536) il insiste encore sur l'absence
d'hydrocéphalie.

Nous sommes loin de partager la manière de voir du
professeur de Zurich, car l'hydropisie ventriculaire était
considérable dans près de la moitié des cas (obs. II, III
VI, VII). Wunderlich (loc. cit., p. 531) considère aussi
l'hydrocéphalie comme habituelle dans la méningite en
plaque limitée à la base.

(1) Handbuch der Pathologie und Therapie (Stuttgart, 1854. b. III,
Abth. I, p. 533).

Artérite. — Les lésions syphilitiques des artères ont pour siége plus spécial les artères carotides et cérébrales (Lancereaux, Traité de la syphilis, 2ᵉ éd., p. 308) ; comme les lésions de la méningite en plaque, elles se fixent de préférence à la base du cerveau. Ces deux lésions reconnaissant la même cause et siégeant sur le même point, il était à supposer qu'on pourrait les rencontrer simultanément. Nous voyons en effet, dans l'ob servation de mon ami Marchand (obs. II), l'artère basilaire comprise dans l'épaississement des méninges que l'on est obligé de sectionner pour trouver ce vaisseau ; les parois de celui-ci sont fortement épaissies, et il en résulte une diminution considérable de son calibre telle que l'on peut à peine y passer une soie de sanglier. Chez le malade de Bruberger (obs. VII) nous trouvons un autre exemple d'artérite siégeant également au niveau de la méningite.

Peut-être n'y a-t-il là qu'une simple coïncidence de deux lésions sollicitées par une même cause, la syphilis ? Peut-être existe-t-il entre les deux une relation de cause à effet ?

On sait que ces altérations vasculaires atteignent surtout la tunique externe des artères et que c'est une périartérite que détermine la syphilis (Lancereaux, Dict. encyclo., 1ʳᵉ série, t. VI, p. 279). Cette périartérite ne pourrait-elle pas solliciter l'évolution de la méningite chronique ? Dans ce cas l'inflammation de la tunique externe de l'artère s'étendrait au tissu cellulaire de la pie-mère et serait le point de départ de la méningite en plaque. Leudet, dans une leçon très-intéressante sur la méningite chronique (Clinique mé-

dicale, p. 325), dit que parfois la lésion artérielle semble secondaire : « Les recherches de Passavant (1), de
Clifford-Allbutt (2), de Heubner (3) ont montré que
dans quelques cas la lésion primitive siégeait dans les
vaisseaux du cerveau, aussi bien dans leurs troncs que
dans leurs branches. Il se forme des épaississements
des tuniques, des coagulations spontanées du sang
dans leur canal, d'où il résulte des anémies des por-
tions plus ou moins étendues du centre nerveux, aux-
quelles se rendent ces vaisseaux. La lésion des vaisseaux est-elle toujours primitive? Il est évident que
dans certains cas elle semble secondaire : les épaississements des membranes donnent lieu à des brides qui
étranglent quelquefois les vaisseaux.

Ainsi l'anatomie pathologique sur cette question,
comme sur beaucoup d'autres analogues, n'indique
pas l'ordre d'évolution des lésions que l'examen du
cadavre permet de découvrir. Il est intéressant de
signaler que chez les syphilitiques comme chez les
alcooliques, l'inflammation chronique des méninges
semble avoir pour cause, au moins dans quelques cas,
une affection lentement progressive des vaisseaux de
l'organe. »

Nous nous demandons si parfois ces lésions vasculaires ne joueraient pas un rôle considérable dans la
production de ces attaques apoplectiformes qui sont

(1) Passavant, Virchow's archiv., 1862, t. XXV, p. 170.
(2) Clifford-Allbutt, S. George's hosp. Rep. IV, 1870; et compte-rendu
in Jahresbericht, 1870, t. II, p. 461.
(3) Heubner, Archiv. der Heikunde, 1870, p. 270; compte-rendu in
Jahresbericht, 1870, t. II, p. 462.

quelquefois le point de départ des accidents nerveux de la méningite en plaque. Pourquoi le rétrécissement considérable de l'artère basilaire, allant presque jusqu'à l'obstruction, ne jouerait-il pas le rôle de cause prédisposante d'une attaque apoplectiforme qui est occasionnée par un mouvement ou un effort ?

Si nous proposons cette explication, nous ne croyons pourtant pas qu'elle soit la seule cause des états apoplectiques qui peuvent signaler le début de la méningite scléreuse. On ne trouve quelquefois à l'autopsie aucune lésion artérielle pour les expliquer, comme chez le malade de M. Lépine (Obs. IX).

Cette artérite syphilitique peut, à son tour, entraîner des lésions secondaires importantes. Dans l'observation de Passavant (loco citato) l'artère basilaire épaissie est remplie par un thrombus qui se continue dans les artères collatérales voisines. Dans l'observation de Marchand (ob. II) l'obstruction presque complète de l'artère basilaire avait amené un ramollissement de la partie centrale du cervelet, entre les deux lobes ; ce foyer avait le volume d'une noisette. Aussi les symptômes de méningite en plaque étaient-ils complètement effacés par les accidents dus à la lésion cérébelleuse.

Gommes. — Souvent la méningite en plaque de la base coïncide avec des gommes syphilitiques. Lorsqu'elles sont situées dans l'épaisseur de la pie-mère et que l'exsudat méningitique se limite autour d'elles sur une zone assez restreinte, la méningite scléreuse est secondaire et nous n'avons pas à nous en occuper ici ;

mais dans d'autres cas les gommes n'ont pas de rapport avec les méninges altérées, ou bien elles sont peu volumineuses et hors de proportion avec l'importance de la méningite. C'est alors que les productions gommeuses peuvent être envisagées comme une complication de la méningite en plaque. Dans ce cas leur volume varie de la grosseur d'une lentille à celle d'un pois et elles siégent de préférence sur un nerf crânien aussitôt après son émergence. Par exemple, dans l'observation de Ziemssen, une gomme se trouvait située sur le nerf moteur oculaire commun gauche, entre son émergence et son passage à travers la pie-mère épaissie, et le nerf facial droit présentait également sur son trajet un renflement de même nature. Chez un malade de Leudet (obs. VIII) une gomme du volume de la moitié d'une lentille comprimait la moitié latérale gauche du chiasma. Ce sont là des faits de coïncidence des deux formes scléreuse et gommeuse, des lésions syphilitiques tertiaires.

Nous n'avons fait que citer les complications les plus fréquentes de la méningite en plaque de la base ; nous en passons beaucoup d'autres, telles que les exostoses basilaires (obs. VIII), les tubercules des couches optiques (Leudet, Clinique, p. 332), etc., qui viennent changer complètement l'allure de la maladie. Enfin bien souvent les lésions scléreuses s'étendent à la convexité et quelquefois elles attaquent la totalité des méninges molles crâniennes (obs. de M. Richet in Zambaco, loco citato, p. 314).

SYMPTOMES.

Nous avons déjà dit que la méningite en plaque, primitive, limitée à la base, survenait dans la période tertiaire de la syphilis. Rappelons encore que si cette dernière a une marche rapide on peut voir la méningite débuter six mois après l'infection (obs. IV); si au contraire elle progresse lentement, les premiers symptômes de la maladie que nous étudions ne surviennent que onze et même seize ans après le point de départ de la syphilis.

Prodromes.—Le seul symptôme prodromique est une céphalalgie opiniâtre qui n'a rien de fixe ni dans son siége, ni dans son apparition, ni dans sa durée. Tantôt frontale, tantôt occipitale, elle peut se montrer trois ans avant les paralysies crâniennes qui constituent le début de la méningite en plaque (obs. I et II) ; ailleurs la céphalalgïe apparaît en même temps que la paralysie du moteur oculaire commun ou du facial ; enfin, dans quelques cas la paralysie survient subitement sans qu'aucune céphalalgie prodromique soit venu faire craindre le travail pathologique des méninges.

Cette céphalalgie a une durée variable : elle persiste quelquefois jusqu'à la fin de la maladie après n'avoir présenté que des rémissions passagères ; ailleurs elle est intermittente et revient de temps à autre (obs. VI). Ajoutons qu'elle n'est pas constante : dans les observations de Lancereaux, de Ziemssen, de Bruberger, de Lépine et de Remy, elle est nulle ou peu marquée.

Pas de vertige, pas d'affaiblissement de la mémoire, ni d'incertitude dans les mouvements, comme on en constate lorsque la méningite scléreuse s'étend à la convexité.

PARALYSIES.

Des paralysies circonscrites marquent habituellement le début. Nous allons voir quels nerfs sont atteints de préférence, si la paralysie du mouvement est plus fréquente que celle de la sensibilité et donner les caractères généraux de ces troubles nerveux avant de les étudier plus en détail.

Les paralysies motrices sont la règle ; les paralysies sensitives sont l'exception.

D'après Leudet, si la lésion des nerfs crâniens moteurs est fréquente, les troubles des nerfs sensitifs de la face sont très-communs au début de l'affection (Clinique médicale, p. 348). Cette proposition est vraie pour la méningite scléreuse en général, primitive ou secondaire, comme cet auteur l'a étudiée ; mais elle n'est pas exacte, croyons-nous, pour la méningite scléreuse primitive de la base.

En effet, dans l'ouvrage de Leudet nous trouvons deux autopsies de méningite en plaque s'étendant à la convexité et ayant occasionné des troubles de la sensibilité ; ce sont celles de Lemierre (p. 326) et de Houdan

(p. 332): dans la première, l'anesthésie du rameau supérieur du frontal pouvait être due à des lésions des
méninges à la région occipitale, et il n'y avait aucune
altération à la base; il est vrai que dans la seconde
l'anesthésie du trijumeau droit résultait des adhérences
qui l'entouraient à son émergence.

D'un autre côté, si l'on ne considère que les lésions
méningitiques limitées à la base, comme celles que
nous avons réunies dans la seconde partie de ce travail, les troubles portant sur les nerfs de sensibilité
générale ou spéciale sont l'exception, puisqu'ils ne se
sont montrés que dans deux observations (V et VIII
et que les nerfs optiques particulièrement, entourés
dans quatre et peut-être cinq cas par les exsudats méningitiques (ob. I, IV, VII, VIII (1), V) ont le plus souvent conservé toute leur action.

En résumé, en tenant compte de toutes les observations de Leudet, suivies ou non d'autopsie, nous croyons
que s'il a trouvé les troubles des nerfs sensitifs aussi
fréquents que ceux des nerfs moteurs dans la méningite scléreuse, cela tient à l'altération concomitante des
méninges de la convexité des hémisphères ou bien à
une lésion centrale. Les nerfs de la sensibilité générale ou spéciale, et en particulier les nerfs optiques,
olfactifs, trijumeaux et même auditifs sont tout aussi
souvent englobés par l'exsudat méningitique que les
nerfs crâniens moteurs, et pourtant leur paralysie par
lésion basilaire est manifestement plus rare. La com-

---

(1) La perte de la vue de l'œil gauche, dans l'observation VIII, était
due à une gomme portant sur la moitié latérale gauche du chiasma, la
paralysie du trijumeau à une exostose de la surface du rocher.

pression aurait-elle plus de prise sur la fonction des derniers que sur celle des premiers de ces nerfs ?

D'après Leudet (Clinique 1874, p. 360), les nerfs vaso-moteurs pourraient être atteints comme ceux du mouvement et de la sensibilité, mais bien moins fréquemment. Ils produiraient des éruptions herpétiques limitées au trajet des nerfs. Les deux faits de méningite en plaque signalés par le professeur de Rouen à l'appui de cette manière de voir ont été suivis de guérison. Quelle valeur faut-il leur accorder?

Caractères généraux des paralysies liées à la méningite en plaque. — Il n'y rien de régulier dans la succession de ces phénomènes nerveux, et cette irrégularité est l'un des traits caractéristiques des lésions scléreuses de la pie-mère à la base de l'encéphale : la première paralysie existe déjà depuis plusieurs mois ou plusieurs années lorsque survient la seconde. Un des nerfs oculaires communs étant paralysé le premier, c'est tantôt l'un des faciaux, tantôt l'un des pathétiques qui est atteint le second. Enfin, la première paralysie peut siéger à droite, la seconde à gauche.

Si c'est un nerf moteur qui est entravé dans son fonctionnement, on trouve tous les caractères des paralysies périphériques : la lésion portant sur le nerf facial, celui-ci est pris en totalité, c'est-à-dire que l'orbiculaire des paupières ne se contracte plus, que le buccinateur et la moitié correspondante du voile du palais restent immobiles.

Il existe aussi une abolition des mouvements ré-

flexes et de la contractilité électrique des muscles paralysés, absolument comme dans les paralysies périphériques ; mais les muscles ne s'atrophient que peu ou
point, parce que les nerfs trophiques de la face lui arrivent surtout par la cinquième paire (Jaccoud, in Dict.
de médecine pratique, art. Méningite, t. XXII, p. 199).

Si la paralysie est sensitive, elle est également complète en ce sens qu'elle porte sur toutes les branches
d'un nerf crânien, comme sur le trijumeau, dans l'observation de Leudet (obs. VIII). L'anesthésie est tantôt
complète, tantôt incomplète, comme le mouvement
dans les paralysies motrices. Il peut se produire de
l'hyperesthésie, et Leudet (p. 348) signale cette forme
particulière de perversion du système nerveux connue
sous le nom d'anesthésie douloureuse.

A côté de leur apparition successive et irrégulière,
de leur nature périphérique, les auteurs qui ont étudié
les paralysies motrices ou sensitives, liées à la méningite en plaque de la base de l'encéphale, leur ont assigné un caractère transitoire. Leudet (Clinique, p. 348)
fait remarquer que le sujet de l'observation I (VIIIe de
son travail) a présenté successivement une paralysie
du nerf de la 3e paire à droite et à gauche. Galezowski
(Archives générales de médecine, 6e série, t. XII, 1868,
p. 680) dit que lorsque les paralysies des nerfs crâniens
se déclarent dans la méningite basilaire « elles ne sont
pas permanentes. Ainsi il n'est pas rare d'observer que
tantôt c'est la sixième paire d'un œil qui est paralysée, puis le mieux se déclare [de ce côté et, la 3[e]
paire du même œil se prend et ainsi de suite. La né-

vrite ou plutôt la périnévrite optique elle-même s'amende, la vue s'améliore et les contours deviennent plus accusés. L'arrêt dans la marche de la maladie, et même une amélioration de la vue peuvent être souvent considérés comme un signe certain de la méningite non tuberculeuse. » L'analyse des observations de méningite en plaque, primitive ou secondaire, simple ou compliquée, nous montre que les paralysies transitoires du mouvement ou de la sensibilité sont dues le plus souvent à une lésion venant compliquer la méningite de la base ; exemple, un cas de Leudet où une exostose de la face supérieure du rocher comprimait le trijumeau (obs. VIII). Nous n'avons trouvé que deux cas où la paralysie due exclusivement à des brides méningitiques ait été transitoire, et encore, dans l'une d'elles, la paralysie du moteur oculaire commun droit a-t-elle été suivie d'une amélioration notable, plus d'un an après le début, et non d'une guérison complète (obs. I); l'observation de Türck (obs. XI) est le seul exemple qui nous soit connu de disparition totale de la paralysie.

Nous croyons donc que, dans la grande majorité des cas, les paralysies liées aux exsudats méningitiques de la base sont permanentes ; lorsqu'elles sont transitoires il faut penser de préférence à une exostose ou à une tumeur basilaire venant compliquer la méningite.

Caractères particuliers des paralysies. — La succession des symptômes est toute différente selon que la plaque de méningite siége en avant ou en arrière de la protubé-

rance : en avant, ce sont les premières paires crâniennes qui sont tout d'abord paralysées ; en arrière,
ce sont les nerfs bulbaires. De là deux formes cliniques
dans la méningite en plaque : dans la première à
la paralysie des premières paires crâniennes succède
ordinairement celles des nerfs bulbaires ; dans la seconde cette dernière débute et existe seule.

Première forme des paralysies. — En général, c'est subitement que le malade est pris de chute de la paupière supérieure, droite ou gauche, avec diplopie,
dilatation de la pupille et strabisme externe : le malade
de Ziemssen se promenait lorsqu'il fut pris de diplopie
et de ptosis de l'œil gauche ; de même c'est pendant son
travail habituel que la malade de Leudet (obs. I) fut
atteinte de paralysie du nerf de la 3ᵉ paire gauche.
Quelquefois ce n'est que peu à peu que cette paralysie
du moteur oculaire commun s'établit ; peu marquée et
douteuse au début, elle finit par être nettement accusée.
Plus rarement, c'est une paralysie du moteur oculaire
externe ou du pathétique qui constitue le symptôme
initial. Nous verrons plus loin que dans les cas compliqués une attaque apoplectiforme précède les troubles
paralytiques et en marque le début.

Cette paralysie, au lieu de disparaître après 4 à
6 semaines de durée, persiste, et cette circonstance
jointe aux traces d'une syphilis antérieure et à une céphalalgie prémonitoire, doit mettre le médecin en éveil
et le faire penser à la possibilité d'un lésion scléreuse
des méninges à la base de l'encéphale, entre le chiasma
et la protubérance.

La paralysie d'un ou plusieurs nerfs moteurs oculaires peut, comme dans l'observation de Ziemssen
(obs. IV), s'accompagner de nystagmus. Nous trouvons
dans les Bulletins de la Société anatomique (1872, p. 193)
une observation de paralysie générale (communiquée
par V. Hanot), dans laquelle il est dit qu'il existait un
nystagmus très-prononcé des deux yeux pendant les
six derniers jours de la maladie. A l'autopsie, on trouva
« à la base » que « la portion de l'arachnoïde qui s'étendait
comme un point entre les deux nerfs moteurs oculaires
communs était épaissie, louche, étranglant en quelque
sorte les deux nerfs. »

Il n'est pas rare, au bout d'un temps variable, quelquefois aussitôt la paralysie initiale, ailleurs après un
an de durée, de voir une paralysie de l'autre nerf moteur oculaire commun s'ajouter à celle de son congénère. Dans d'autres cas c'est un autre nerf oculaire qui
est atteint.

Le facial peut se prendre alors que la paralysie porte
déjà depuis longtemps sur un ou plusieurs nerfs moteurs
de l'œil, ou bien ce nerf est lui-même le premier dont
la fonction soit entravée. Il n'est pas rare de voir deux
nerfs symétriques pris successivement, comme dans
l'observation I.

Dans la grande majorité des [cas, il faut plusieurs
années pour que quelques nerfs crâniens se paralysent;
c'est ce qui s'est passé dans la plupart des observations
que nous avons sous les yeux. Aussi, sommes-nous
étonné de lire dans Romberg (Nervenkrankeiten,

3ᵉ édit. B ɪ, p. 922) que « les paralysies se succèdent rapidement, quelquefois même arrivent simultanément dans les exsudats plastiques de la base de l'encéphale. »

Les nerfs qui sont atteints de préférence sont : le moteur oculaire commun, le facial et le moteur aculaire externe. Pour les autres nerfs crâniens la paralysie est moins commune, et le nombre d'observations que nous avons réunies est trop restreint pour nous permettre de classer les autres paralysies par ordre de fréquence. On sait que les lésions méningitiques siégent ordinairement entre le chiasma et la protubérance, ce qui nous explique pourquoi les nerfs que nous avons indiqués sont plus souvent atteints que les autres.

Troubles bulbaires. — Habituellement ces paralysies des premières paires crâniennes existent déjà depuis un temps variable, lorsque surviennent des troubles portant sur les autres nerfs de la base de l'encéphale et sur ceux de la partie supérieure de la moelle.

La parole devient embarrassée, et cette gêne s'accentue de plus en plus ; c'est à la compression des nerfs grands hypoglosses par l'exsudat méningitique qu'il faut l'attribuer, puisqu'elle existe sans lésions de la convexité des hémisphères. Quelquefois on peut à peine comprendre le malade qui a conservé toute son intelligence et qui éprouve une difficulté extrême de l'élocution, comme dans l'observation de Bénédickt (obs. V) où la paralysie de la langue était complète.

A cet embarras de la parole qui augmente peu à

peu viennent s'ajouter des troubles portant sur les autres nerfs bulbaires et sur la moelle : on voit un membre supérieur devenir moins fort, ses contractions moins énergiques que celles de son congénère, et tout se borne à de la parésie d'un seul côté (obs. IV). Ailleurs, le membre thoracique se paralyse complètement, puis celui du côté opposé se paralyse à son tour.

Lorsque la paralysie des nerfs bulbaires, ou une des complications qu'on observe si souvent dans la méningite en plaque, ne vient pas abréger la maladie, la paralysie peut se généraliser à tous les membres. Mais son mécanisme n'est pas le même que pour les nerfs crâniens : ce n'est pas par l'extension de la méningite scléreuse jusqu'à la naissance des nerfs des membres inférieurs que ceux-ci perdent leur motilité et deviennent complètement inertes, du moins nous n'en avons pas trouvé d'exemple. La paralysie des membres inférieurs peut être amenée par différentes causes, parmi lesquelles nous citerons : la compression et l'étranglement de la totalité de la moelle à la région cervicale par la pie-mère épaissie dans toute sa circonférence et formant un véritable anneau fibreux, rétractile comme tout tissu cicatriciel (obs. VII). Ces accidents de paraplégie entraînent avec eux la rétention de l'urine et des matières, plus tard suivie d'incontinence.

Tout en conservant son intelligence et sa sensibilité intactes, il est rare que le malade arrive ainsi à une perte absolue du mouvement : les désordres occasionnés par la paralysie des nerfs bulbaires ou les

complications si fréquentes de la méningite en plaque
de la base ont le plus souvent amené une issue fatale
avant que la paralysie des membres ne survienne. On
voit alors se joindre à l'embarras de la parole une gêne
de la déglutition, une dyspnée sans lésion thoracique.

Tout cela survient sans réaction fébrile, sans troubles
circulatoires bien marqués ; le pouls n'est pas ralenti
comme dans un certain nombre de lésions des centres
nerveux. Plusieurs fois cependant il a présenté un peu
d'accélération, occasionnée peut-être par l'étranglement
des nerfs bulbaires. A ces symptômes on peut voir
s'ajouter de la somnolence et du coma dus à l'hydropisie ventriculaire et la mort arrive dans ces conditions.
Dans d'autres cas, la dyspnée, par la gêne qu'elle
apporte à la circulation pulmonaire, devient le point
de départ de congestions, de pneumonies hyposta-
tiques qui enlèvent le malade.

Seconde forme des paralysies. — La méningite scléreuse
à une marche toute différente, lorsque la lésion, au lieu
de siéger entre le chiasma et la protubérance, débute au
niveau de cette dernière et de la moelle allongée. L'embarras de la parole, l'incertitude des mouvements forment alors à peu près les seuls symptômes, surtout au
début, et leur développement progressif vient encore
ajouter à la ressemblance que la maladie présente avec
la paralysie générale progressive, ou avec la paralysie
labio-glosso-pharyngée.

Lorsque la méningite se fixe tout d'abord dans la
région bulbaire, il est plus fréquent de voir survenir

la paralysie des membres supérieurs et inférieurs que lorsque la paralysie débute en avant de la protubérance.

Enfin, ici la durée de la maladie est moindre et elle marche bien plus rapidement à une issue funeste (obs. II, III, et IX), au lieu de se prolonger pendant trois (obs. IV) et cinq ans (obs. VIII).

COMPLICATIONS.

A côté de ces paralysies par compression qui sont les symptômes habituels de la méningite en plaque primitive, limitée à la base, il existe des complications qui viennent souvent en modifier l'allure et qui mettent fin à sa marche lentement progressive.

Neuro-rétinite par étranglemént. — Les lésions de la méningite aiguë siégeant au niveau du chiasma déterminent d'après Bouchut (Gazette des hôpitaux, 1862, n° 118) une congestion de la rétine, des dilatations et des flexuosités de ses veines, ou même des plaques blanchâtres, graisseuses, de la rétine par compression du nerf optique : n'était-il pas rationnel de penser que la méningite scléreuse siégeant dans la même région devait déterminer des lésions analogues ? Les résultats trouvés par différents ophthalmologistes confirment cette manière de voir.

Voici ce que nous lisons dans un mémoire de Gale-

zowski, publié dans les Archives générales de médecine (6ᵉ série, 1868, t. XII, p. 674) :

« Parmi les affections cérébrales qui amènent l'inflammation du nerf optique, nous n'en connaissons
jusqu'à présent que trois sortes dont l'existence ait pu
être vérifiée par les autopsies : ce sont les méningites
basilaires, les tumeurs cérébrales et les abcès du cerveau. Les scléroses en plaque, le ramollissement par
embolie, l'ataxie locomotrice, etc., ne donnent au contraire lieu qu'à l'atrophie progressive du nerf optique.
Par conséquent, ayant affaire à une névrite optique, on
doit penser à une méningite, à une tumeur, et quelquefois à un abcès du cerveau. Les névrites optiques qui
accompagnent les méningites basilaires différent très-
peu de celles que l'on constate dans les tumeurs cérébrales, et il n'y a que les symptômes rationnels de ces
maladies qui nous permettent de faire le diagnostic.

« L'ophthalmoscope est incapable à lui seul de
résoudre ce problème. Par les altérations de la papille
nous pouvons avoir la certitude qu'il y a une inflammation dans les parties du cerveau qui sont en rapport
avec les organes visuels centraux ; mais définir la nature de l'affection, on ne le peut que par les symptômes
généraux. Nous devons pourtant remarquer que l'affaiblissement progressif de la vue, amenant une cécité
complète, est le plus souvent la conséquence d'une tumeur cérébrale; si, au contraire, la vue s'affaiblit ou s'é-
claircit de manière qu'on constate les exacerbations ou
les rémittences de la maladie, on est en droit de supposer une méningite.

« La névrite optique se transforme au bout de quelque

temps en une atrophie de la papille, partielle ou complète. Cette atrophie se distingue, selon nous, de l'atrophie de la papille progressive, et notamment de celle que l'on observe dans une ataxie locomotrice, par les contours irréguliers qui se perdent sous une exsudation, de même que par la varicosité et la sinuosité marquées des vaisseaux centraux. »

On voit que, lorsqu'elles existent, les lésions de la rétine n'ont pas pour Galezowski des caractères assez tranchés pour lui permettre d'affirmer qu'elles sont dues à une méningite en plaque. L'examen du fond de l'œil, suffit à de Graefe pour résoudre le problème. « La névro-rétinite par étranglement serait, selon cet oculiste, surtout liée à l'existence de tumeurs intra-crâniennes ; la névro-rétinite descendante appartiendrait plus spécialement à la méningite de la base. Or, voici les caractères ophthalmoscopiques de ces deux formes d'altérations rétiniennes :

La première (papille étranglée) offre un engorgement, une tuméfaction manifestes : ses contours sont effacés par un exsudat gris rougeâtre qui en recouvre, à la fois, la partie moyenne et la circonférence. Les vaisseaux centraux paraissent interrompus sur divers points ; les veines surtout ont disparu ; les artères on diminué de calibre ; les capillaires sont très-développés, du moins à une certaine époque.

L'amaurose en pareil cas débute d'une façon subite, sinon chez tous les sujets, du moins chez la plupart d'entre eux. Il n'y a point de modifications chromatiques, ni de diminution concentrique du champ visuel.

La seconde forme (névro-rétinite descendante) se

montre à l'ophthalmoscope sous les apparences suivantes. La papille est élargie ; ses contours sont frangés,
irréguliers, mal limités; elle semble entourée d'une
sorte de nuage. En raison de l'opacité acquise par le
nerf optique, les capillaires paraissent effacés ; les vaisseaux sont tortueux, sinueux, surtout les veines qui
semblent interrompues et coupées sur deux points
(Krishaber et Ball). Malheureusement, ces signes ophthalmoscopiques n'ont pas la valeur diagnostique qui
eur a été attribuée par de Graefe, et si, dans quelques
cas, ils peuvent être mis à profit, il serait imprudent de
se fier à leur prétendue infaillibilité séméiologique. (Jaccoud, Dict. de méd. et chir. pratiques, article Méningite, t. XXII, p. 204 et 205). Nous ajouterons que le peu
de fréquence des troubles rétiniens dans la méningite
en plaque diminue encore la valeur de ces signes ophthalmoscopiques.

Polyurie. — Nous voici arrivé à un symptôme beaucoup plus important et qui a été étudié pour la première
fois par Leudet (Moniteur des sciences médicales et pharmaceutiques, 1860, n°ˢ 149 et 150, et Clinique médicale,
Paris, 1874, p. 322 et suivantes).

La méningite en plaque de la base amène bien plus
souvent la polyurie et le diabète que les mêmes lésions
de la convexité. On voit survenir une soif exagérée qui
se développe en même temps que les accidents cérébraux. Elle peut forcer les malades à boire plus de 14
litres en vingt-quatre heures (obs. I).

La polyurie qui l'accompagne s'est présentée trois
mois après le début de la méningite dans un cas (obs.

VIII); elle n'est survenue que quatre ans après les premiers symptômes dans un autre cas ; il en est fait mention dans les observations de John Windsor (VI) et de Bruberger (VII). Elle peut persister pendant plusieurs années s'accompagnant d'une diminution de la pesanteur spécifique de l'urine et présentant des rémissions ou des recrudescences suivant la gravité des symptômes d'irritation cérébrale. On peut voir se succéder la polyurie, la glycosurie, la sécrétion exagérée de l'urée et enfin l'albuminurie (Leudet, Clinique, p. 370). Si dans l'observation de Bruberger (VII) la polyurie n'a pas de valeur comme symptôme méningitique, à cause de la lésion rénale concomitante, il n'en est pas de même dans les observations I et VIII, et Leudet qui a si bien étudié ce symptôme rapporte plusieurs observations de méningite en plaque avec polyurie, sans lésions rénale.

Nous ne terminerons pas cet exposé des troubles urinaires liés à la méningite en plaque de la base sans parler du diabète phosphatique. On sait que les phosphates augmentent dans les maladies du cerveau et de la moelle (L.-J. Tessier, Du diabète phosphatique, Paris, 1876 p. 60). Ce symptôme ne pourrait-il pas se rencontrer à côté des autres troubles urinaires dont nous venons de parler? Dans l'observation VII les lésions qui s'étaient développées du côté des organes génito-urinaires ne nous permettent pas de juger si la méningite en plaque a eu de l'influence sur la production de la phosphaturie.

Artérite. — On voit se produire chez un individu bien

portant une perte subite de connaissance qui ne dure
que quelques minutes, et lorsqu'il revient à lui ses
mouvements sont libres mais incertains ; de plus, on
constate quelquefois une paralysie d'un nerf crânien,
de préférence du moteur oculaire commun, paralysie qui
n'existait pas avant l'accident. Après ce début la maladie suit ordinairement la marche que nous avons indiquée.

C'est ainsi que la maladie a commencé dans l'observation de Bruberger (obs. VII). Cet auteur rattache le
« début subit de la maladie à une hémorrhagie de la région cervicale de la moelle, occasionnée par la modification des parois vasculaires et par la congestion survenue sous l'influence de l'abus longtemps prolongé des
spiritueux et de la force musculaire considérable. »
(Virchow's Archiv, t. LX, 1874, p. 297). C'est assurément aller bien loin que de considérer comme les ves-
tiges d'une hémorhagie les « taches pigmentaires » que
l'auteur allemand a trouvées dans la partie supérieure
de la région cervicale, entre les méninges épaissies et
la surface de la moelle. Personne n'ignore que les
dépôts de pigment sont fréquents à la surface de l'encéphale et de la moelle, surtout dans les lésions chroniques de ces organes, sans produire pour cela de
troubles apoplectiformes, et sans qu'il soit jamais survenu d'hémorrhagie là où ils existent.

Pour notre part nous croyons que sans aller jusqu'à
l'hémorrhagie il serait assez naturel de rattacher les
symptômes en question à la gêne de la circulation de
l'encéphale et surtout du bulbe.

Mais ce n'est pas tout : l'artérite syphilitique, outre

les troubles habituels qu'elle détermine tels que les étourdissements, les vertiges souvent répétés, peut ajouter des complications bien plus redoutables à la maladie que nous étudions. Dans l'observation de mon ami Marchand, des vertiges qui survenaient lorsque la malade se penchait en avant, qui peu à près augmentant de fréquence se reproduisaient à tout propos ; des vomissements qui progressivement sont devenus incoercibles, sont les principaux symptômes qui ont été occasionnés par le ramollissement du cervelet dû à l'obstruction presque complète de l'artère basilaire.

La thrombose et l'embolie cérébrale peuvent encore être la conséquence de cette artérite, et ajouter leurs symptômes à ceux de la méningite basilaire.

Gommes. — On peut voir coïncider avec les lésions de la méningite en plaque des gommes siégeant à la base de l'encéphale.

Nous l'avons déja dit (Anatomie pathologique), lorsque les gommes développées à la base sont assez peu volumineuses pour ne pouvoir être envisagées comme la cause immédiate de l'exsudat des méninges, elles compliquent la méningite en plaque qui est alors primitive. Siégeant de préférence sur un nerf crânien elles déterminent une paralysie motrice ou sensitive suivant le nerf qui est intéressé, paralysie qui ne diffère en rien dans son aspect clinique de celles que détermine à côté d'elle sur d'autres nerfs l'exsudat méningitique.

Autres complications. — Après les gommes viennent les productions osseuses de la base du crâne, comme chez la malade de Leudet (obs. VIII) qui présentait sous le ganglion de Gasser gauche une exostose qui avait amené une anesthésie de la face du même côté, suivie plus tard d'un retour de la sensibilité, excepté de la muqueuse buccale.

Aux symptômes habituels de la méningite en plaque basilaire vient quelquefois s'ajouter de la contracture, cela se voit lorsque la maladie que nous étudions a amené une atrophie de la partie de l'encéphale qui est en rapport avec elle (observation de Lépine).

Enfin l'une des complications les plus fréquentes de la méningite en plaque de la base est la coïncidence de lésions de la convexité ; cette forme de la méningite est beaucoup plus fréquente que celle qui fait l'objet de ce travail. En même temps que les symptômes basilaires que nous avons énumérés, on voit survenir de la perte de la mémoire et des troubles intellectuels. Ce sont ces symptômes qui dominent, et le malade peut être tout à fait dément lorsque les lésions méningitiques de la convexité des hémisphères sont surtout accentuées au niveau des lobes frontaux ; ce seraient plutôt des troubles de la sensibilité que l'on constate quand elles se fixent de préférence sur la moitié postérieure de cette convexité (Leudet, Clinique ; obs. de Lemierre).

A côté de ces complications, portant sur le système nerveux, il en est d'autres atteignant d'autres organes, et paraissant n'avoir que peu ou point de rapport avec la méningite en plaque : La malade de M. Lancereaux est morte épuisée par la suppuration due à une es-chare ; la même chose est arrivée pour le sujet de Bur-

berger, qui outre ses eschares présentait des abcès urineux consécutifs à un rétrécissement uréthral.

Les progrès d'une tuberculose pulmonaire ont amené
la mort chez une malade de Leudet (obs. VIII) et dans
le cas de Ziemssen (obs. IV). Dans l'observation (X) de
mon ami C. Remy nous voyons se développer côte à
côte une méningite en plaque et une atrophie musculaire progressive.

DIAGNOSTIC.

Nous ne saurions assez insister sur ce fait que la
méningite scléreuse de la base est une maladie essen-
tiellement secondaire et que la forme primitive que
nous étudions est une exception ; c'est dire que son
diagnostic est des plus difficiles.

Lorsqu'il existe déjà plusieurs paralysies crâniennes
avec leurs caractères périphériques, et siégeant sur des
nerfs assez distants l'un de l'autre à leur point d'é-
mergence, il est relativement assez facile de reconnaître
la nature et le siége de la lésion. Mais si la maladie est
moins avancée ou si elle s'accompagne d'une complication, le médecin se trouve en présence de difficultés
qu'une analyse minutieuse des symptmes ne fait pas
toujours disparaître.

Un individu se présente à nous avec une paralysie
de la troisième paire : sur quoi nous appuierons-nous

pour rejeter l'ataxie locomotrice ou la paralysie générale et admettre une méningite scléreuse de la base?

Ataxie. — Dans les formes imparfaites d'ataxie, il peut exister à la première période une paralysie d'un nerf crânien moteur sans douleurs fulgurantes. Mais ce fait est très-rare, et d'après une statistique de Cyon, il ne s'observe que dans 1/25 cas (Charcot, Leçons sur les maladies du système nerveux, 2ᵉ série, p. 26). De plus, l'examen attentif du malade fait bien souvent reconnaître l'existence simultanée de symptômes encore peu accusés, tels que des zones d'anesthésie plus ou moins limitées ou de légers troubles du sens génital. Ajoutons que chez un ataxique la papille est recouverte par un exsudat gris rougeâtre à sa partie moyenne et à sa circonférence, les veines en sont disparues, les artères en sont diminuées de volume; dans la méningite chronique basilaire les vaisseaux centraux sont très-sinueux et variqueux. Enfin, si l'on recherche dans les antécédents du malade : la syphilis est la règle dans la méningite; elle est l'exception dans l'ataxie.

Paralysie générale. — Lorsque la méningite scléreuse basilaire s'étend à la convexité, les troubles intellectuels, la perte de la mémoire, joints à l'embarras de la parole et à une paralysie oculaire représentent assez fidèlement le tableau d'une paralysie générale. Mais en tenant compte des renseignements que l'on pourra recueillir sur le début de la maladie, et surtout de l'absence de délire ambitieux, la confusion ne sera plus possible.

Hémorrhagie cérébrale. — Dans sa forme ordinaire, l'hémorrhagie cérébrale donne lieu à une attaque apoplectique suivie de coma et d'hémiplégie, symptômes qui n'ont aucune relation avec la méningite scléreuse basilaire.

Il n'en est pas de même de ces hémorrhagies légères qui déterminent un simple étourdissement et qui peuvent n'être accompagnées que d'une paralysie absolument limitée à la face (Jaccoud, Patho. interne, t. I, p. 169). La lenteur du pouls qui existe avec une hémorrhagie légère est peut-être le seul symptôme auquel on puisse donner une certaine valeur. A part ce signe, on ne peut donner d'importance qu'à la marche de la maladie : à la paralysie isolée viendra s'ajouter une attaque apoplectique suivie d'hémiplégie dans le cas d'hémorrhagie ; la paralysie crânienne s'accentuera davantage et sera suivie d'une autre si elle due à une méningite.

Les symptômes de la paralysie *labio-glosso-pharyngée* se rapprochent beaucoup de ceux que détermine une plaque de méningite scléreuse, située au niveau de la face antérieure du bulbe ; dans la paralysie labio-glosso-pharyngée, l'absence de troubles sur les nerfs crâniens plus élevés, la régularité dans le développement et la succession de ces paralysies et surtout leur symétrie, contrastent avec les caractères opposés de la méningite scléreuse. *L'atrophie* spontanée des nerfs crâniens dont Wachsmuth a publié une observation remarquable (Ueber progressive bulbar Paralyse, Dorpat, 1864), traduite dans les Archives générales de médecine

(1867, t. II, p. 159), a une tendance marquée à se circonscrire aux nerfs moteurs émanés du bulbe, facial,
glosso-pharyngien, hypoglosse, spinal ; c'est une des
variétés de la paralysie de Duchenne, et pour la distinguer de la méningite scléreuse basilaire, on s'appuiera
sur les caractères que nous venons d'indiquer à propos
de la paralysie labio-glosso-pharyngée.

Gommes. — Lorsqu'elles se développent à la base de
l'encéphale elles donnent lieu à des paralysies isolées
qui peuvent présenter la même irrégularité dans leur
succession et dans leur distribution que celles qui se
rattachent à la méningite en plaque ; comme ces dernières elles sont périphériques. Nous l'avons vu plus
haut (Anatomie pathologique), les productions gommeuses de la base s'accompagnent souvent d'exsudats
méningitiques, ce qui augmente encore la confusion
dans les symptômes de ces deux espèces de lésions.
Tout ce que l'on peut dire, c'est que les gommes développées à la base de l'encéphale déterminent assez souvent des vomissements.

Anévrysmes. — Les anévrysmes qui se développent
sur les artères de la base occasionnent sur les nerfs
crâniens des paralysies précoces, unilatérales, et ayant
tous les caractères des paralysies de la portion périphérique des nerfs (Jaccoud, Pathologie interne, t. I,
p. 269). Lorsqu'il n'existe pas de signes plus précis,
tels que l'exophthalmie et un bruit de souffle oculaire,
on ne peut guère se guider que sur ce fait que les anévrysmes basilaires donnent quelquefois lieu à des
attaques épileptiformes et ordinairement à des attaques
apoplectiques fréquentes.

Les *cysticerques* ne produisent qu'exceptionnellement des paralysies crâniennes ; généralement leurs symptômes sont diffus et bilatéraux. Ils donnent lieu à des attaques épileptiformes légères et éloignées aū début, mais augmentant rapidement en intensité et en nombre (Jaccoud, Path. int t, I,., p. 269). Nous ajouterons qu'habituellement on peut sentir des cysticerques sur les autres parties du corps, où ils sont accessibles, principalement dans les muscles pectoraux.

Les symptômes qui distinguent la méningite en plaque basilaire des autres tumeurs que l'on rencontre dans la même région se réduisent à fort peu de chose, et nous ne pouvons mieux faire que de rapporter l'opinion de MM. Ball et Krishaber (Dict. encyclop., 1ʳᵉ série, t. XIV, p. 490). Ces auteurs tiennent compte des accidents convulsifs, des hémiplégies, souvent tardives, qui ne font presque jamais défaut dans les tumeurs intra-crâniennes ; mais ils reconnaissent que bien des fois le diagnostic est impossible en pratique. Pour Bénédickt (Ueber progressive Læhmung der Gehirnnerven, Oestr. Zeitschrift für pr. Heilkunde, n° 4, 1866. Compte-rendu in Jahresber, 1866, t. II, p. 52), il existerait un autre caractère distinctif des tumeurs ; ce sont les névralgies permanentes.

Que dirons-nous maintenant de ces cas compliqués, tels que ceux qui m'ont été communiqués par mon ami Ch. Remy (obs. X), où une atrophie musculaire progressive s'était développée parallèlement à une méningite en plaque et où cette dernière paraît avoir débuté ; et par M. Lépine (obs. IX), où de la démence, des attaques mal caractérisées, de la parésie, puis de la contracture des membres semblaient indiquer une pachyméningite : A l'autopsie on trouva une plaque de méningite scléreuse recouvrant la protubérance et n'ayant donné lieu à aucune paralysie crânienne ; la parésie, la contracture des membres étaient dues à l'atrophie du mésocéphale.

PRONOSTIC ET TRAITEMENT.

La guérison de la méningite en plaque est-elle possible? On se rappelle que pour nous les paralysies qu'elle détermine sont permanentes et que nous admettons qu'exceptionnellement elles peuvent s'atténuer. Le traitement spécifique a bien peu de prise sur l'exsudat méningitique, et lorsqu'il est constitué, le malade est exposé aux nombreuses complications dont nous avons énuméré les principales.

Il faut donc recourir à un traitement énergique lorsque, chez un sujet ayant présenté autrefois des accidents syphilitiques, on voit une paralysie crânienne isolée s'ajouter à une céphalalgie opiniâtre. Les frictions mercurielles aux aines et aux aisselles jointes à l'iodure de potassium à l'intérieur (dose de 2 gr. ou 4 par jour), l'association de l'iodure au bromure de potassium, la liqueur de Van Swiéten, ou bien encore à un autre point de vue le séton à la nuque : telles sont les médications que l'on doit employer sans s'attarder à un traitement moins actif.

OBSERVATIONS.

OBSERVATION I (Leudet, Clinique médicale de l'Hôtel-Dieu de Rouen,
Paris, 1874, p. 364 et suiv.). — Troubles cérébraux de longue durée;
paralysie successive des nerfs de la troisième paire de chaque côté;
crise convulsive; antécédents syphilitiques douteux; polyurie. Paralysie se généralisant aux membres; mort; méningite chronique; altération d'un pédoncule cérébral.

Cheval (Marie-Geneviève), âgée de 32 ans, est entrée trois fois
à l'Hôtel-Dieu de Rouen, dans ma division, les 10 mai, 17 août
et 24 décembre 1869. D'une bonne santé antérieure, C... n'a jamais
eu de grossesse; dans sa jeunesse, elle a été sujette à des vomissements aqueux et bilieux, surtout le matin; elle nie avoir abusé
des boissons alcooliques; deux vaginites antérieures; écoulement
d'un pus jaune verdâtre contracté dans des rapports sexuels; elle
ne se souvient pas d'avoir eu des ulcérations aux organes génitaux.
Il y a dix ans environ, C... a été atteinte de plaques rouges
presque générales et non prurigineuses de la peau de tout le corps;
ces plaques disparurent en quelques semaines après l'usage de
bains simples, sans aucun traitement général. Depuis quatre ou
cinq ans, C... éprouve des douleurs crâniennes assez vives, autant
le jour que la nuit, ayant leur maximum au niveau du côté gauche
du crâne et augmentant par la pression. A l'âge de 31 ans, sans
aucune cause connue, suppression des menstrues. Il y a un an,
pendant la durée de son travail, sans aucun malaise concomitant,
blépharoptose gauche avec un peu de strabisme, simultanément
avec un peu d'affaiblissement de la vue de ce côté. Depuis lors,
jusqu'à l'époque de l'entrée, C... n'a été soumise à aucun traitement; les douleurs crâniennes devinrent graduellement de plus
en plus vives, et elle remarqua il y a quelques mois une soif vive,

au point qu'elle buvait jusqu'à 14 litres de liquide en vingt-quatre heures. L'appétit est resté à peu près habituel, sans aucune augmentation. La persistance des douleurs crâniennes et un affaiblissement général des forces ont engagé C... à solliciter son admission à l'Hôtel-Dieu.

Le 11 mai 1869, je la trouve dans l'état suivant : Intelligence bonne, de même que la mémoire; pâleur et maigreur; douleurs crâniennes surtout au niveau de la région temporale gauche et sur le côté gauche du frontal. Blépharoptose gauche marquée; rotation de l'œil gauche en dehors : la rotation en haut et en dedans est impossible, le mouvement en bas s'exécute très-incomplètement Dilatation de la pupille gauche qui est immobile; un peu de trouble de la vue de ce côté. Aucun trouble sensitif ou moteur, aucune déviation de la face. Intégrité des mouvements et de la sensibilité aux membres supérieurs et inférieurs; pas de trouble de l'équilibre.

Aucune tuméfaction générale ou partielle des os longs des membres. Aucun signe de lésion dans les autres organes. (Salsepareille; julep avec iodure de potassium, 2 grammes.)

Dans l'après-midi du 11 mai, sans cause connue, perte de connaissance, avec pâleur de la peau, avec quelques mouvements convulsifs des membres supérieurs et inférieurs. Ces crises sont de courte durée, et sont interrompues par un peu de coma. Aucune écume de la bouche. Dans la soirée, le coma persiste. (Sinapismes sur les membres.) Cet état demi-somnolent persiste toute la journée du 12; la blépharoptose augmente. Lenteur dans la parole, quelques vomissements dans la journée, un peu de diarrhée (Sol. gomme; julep avec iodure de potassium, 2 grammes).

Du 14 au 16 mai, diminution graduelle de l'état comateux, un peu moins de blépharoptose gauche, l'œil commence à être porté en dedans.

Le 18 mai, C... retombe dans la somnolence, on la réveille facilement et on obtient des réponses intelligentes; la soif persiste toujours vive : l'examen de l'urine, pratiqué plusieurs fois pendant toute l'année, a toujours fait constater que l'urine avait une faible densité et ne contenait aucune trace de glycose ou d'albumine.

Du 16 au 20 mai, C... continua à se plaindre d'une douleur dans la tête; même blépharoptose gauche avec dilatation pupillaire et

Labarrière.   4 paralysie des muscles animés par la troisième paire. De temps à autre, elle accuse une tendance à la somnolence; aucune récidive des crises convulsives. C... sort sur sa demande le 18 juin 1869.

Après son séjour à l'hôpital, C... a reçu des soins de M. le Dr Borel; j'ai appris par lui que vers la fin du mois de juin, pendant la continuation du traitement ioduré, C... avait été atteinte d'une paralysie de la troisième paire du côté droit.

Lors de son admission le 16 août à l'Hôtel-Dieu, je constate une paralysie complète de la troisième paire droite; blépharoptose et strabisme externe, avec paralysie des muscles droits supérieur. interne et inférieur; un peu de dilatation pupillaire droite, amblyopie de ce côté, diminution marquée de la chute de la paupière du côté gauche, peu de rotation de l'œil gauche en haut, en bas et en dedans; vue peu distincte des deux yeux. C... parvient à distinguer, seulement de l'œil gauche, les doigts qui lui sont présentés. Mêmes douleurs crâniennes, aucun trouble sensitif ou moteur de la face ou des membres, marche normale. (2 pil. de Sédillot.) Aucun changement dans son état. C... sort le 10 septembre 1869.

C... entre le 14 novembre 1870 pour son amblyopie dans une des divisions chirurgicales de l'Hôtel-Dieu de Rouen, sous la direction du Dr L. Duménil; elle est transférée dans ma division médicale, salle VII, n° 27, le 24 décembre 1870.

Au moment de l'admission de C... dans ma division, je constate les symptômes suivants : pâleur un peu mate des téguments, aucun œdème des membres, parole facile, aucun tremblement des lèvres ou de la langue, pas de céphalalgie, douleur médio-dorsale spontanée sans aucune déviation du rachis, augmentant localement par la pression sans aucune irradiation; faiblesse marquée, impossibilité de la station, aucun trouble dans l'émission des urines, pas d'anesthésie ou d'analgésie cutanée, amblyopie marquée, plus intense de l'œil gauche que du droit. C... distingue difficilement le nombre des doigts qui lui sont présentés, les deux pupilles sont un peu dilatées, la gauche plus que la droite; elles sont l'une et l'autre peu mobiles. Aucune autre modification des milieux ou des membranes de l'œil visible à l'œil nu. Soif vive, anorexie, langue humide, sans aucun enduit blanchâtre, aucune altération de la muqueuse buccale ou gengivale. L'urine limpide et aqueuse n'offre aucun sédiment; traitée par l'acide nitrique et par la chaleur, elle donne un précipité floconneux d'albumine; traitée par la potasse et par la liqueur de Bareswill, elle ne donne aucun indice de la présence du glucose. Aucune douleur rénale, anorexie ; quelques vomissements alimentaires et bilieux depuis deux ou trois semaines ; constipation habituelle ; aucun symptôme morbide fourni par l'examen du poumon, du cœur et des viscères de l'abdomen. (Eau de Vichy ; julep avec iodure de potassium, 1 gramme ; une portion d'aliments ; tisane amère, 3 pots ; gomme sucrée, 4 litres.)

Du 26 au 30 décembre, aggravation rapide des accidents ; les membres supérieurs deviennent incapables de porter les aliments à la bouche ; les avant-bras conservent encore un peu de motilité, surtout le droit, ils ne peuvent abandonner le plan du lit ; même amblyopie, apyrexie. (Iodure de potassium, 2 grammes.)

Du 1er au 3 janvier 1871, aggravation de la faiblesse, elle est la même aux bras, plus marquée aux avant-bras ; les jambes ne peuvent être soulevées au-dessus du plan du lit. C... parvient encore à ramener les talons en fléchissant les membres par un mouvement de glissement. La rotation et le déplacement de la tête sur le col deviennent impossibles ; aucune contracture ; pas de douleur dans les mouvements imprimés artificiellement au col. Miction involontaire. Même amblyopie, dilatation de plus en plus marquée de la pupille droite. Même polydipsie. Aucune altération de l'intelligence. Le 3 janvier, dans la soirée, C.. tombe dans le coma. Mort le 4 janvier à 5 heures du matin.

Examen du cadavre le 5 janvier 1871, vingt-huit heures après la mort. Temps sec et froid. Cadavre gelé. Aucun œdème des membres.

Téguments du crâne sains, de même que l'enveloppe osseuse. Intégrité de la dure-mère et de la grande cavité de l'arachnoïde. Un peu d'opacité par épaississement blanchâtre de la pie-mère. sur la convexité et sur les parties latérales. A la base, épaississement considérable de la pie-mère, en avant de la protubérance, englobant le chiasma des nerfs optiques, qu'on ne distingue plus dans une masse blanchâtre ; cet épaississement se continue sur la face inférieure des deux pédoncules cérébraux et en avant du bulbe, Cet épaississement est un peu lardacé ; des adhérences celluleuses et filamenteuses existent sur les parties latérales du bulbe, de la protubérance, et entre ces parties et le cervelet. Cet épaississement des méninges coïncide avec une adhérence anormale de ces enveloppes avec le bulbe, la protubérance, et surtout le pédoncule cérébral gauche ; les nerfs de la 7e et de la 3e paire sont englobés dans la masse d'induration celluleuse. Ramolissement avec coloration cendrée de la superficie de la partie moyenne du pédoncule cérébral gauche. Le chiasma des deux nerfs optiques offre une diminution de volume avec augmentation de consistance : les couches optiques, les tubercules quadrijumeaux et les corps genouillés sont sains. Teinte un peu jaunâtre de la partie moyenne du plancher du quatrième ventricule. Intégrité des ventricules latéraux, du moyen. Cervelet sain, de même que les pyramides et les pédoncules cérébelleux. Intégrité des vaisseaux de la base du crâne.

Le sommet de la moelle n'offrait aucune lésion.

Les poumons et le cœur étaient sains.

Tube digestif non examiné.

Foie et rate normaux.

Les deux reins, d'un volume normal, étaient rouges et un peu congestionnés.

Obs. II (inédite, due à l'obligeance de mon maître et ami Marchand, interne des hôpitaux). — Syphilis ancienne ; céphalalgies, vertiges, vomissements ; embarras de la parole. Mort subite ; méningite chronique à la face inférieure de la protubérance et à la face antérieure du bulbe ; ramollissement du cervelet.

Doucet (Julie), 38 ans, fut manifestement atteinte de la syphilis il y a douze ans. Le seul accident secondaire qu'elle ait présenté est la roséole ; elle fut soignée dès le début. Il y a quatre ans, en 1872, elle est prise pour la première fois de douleurs violentes dans la tête, ayant leur maximum vers la région occipitale. Pendant deux semaines, ces douleurs ne cessent ni le jour ni la nuit et rendent tout sommeil impossible. En même temps surviennent des troubles de la vision ; D... avait de la diplopie et ne pouvait fixer un objet sans éprouver des vertiges ; à dater de ces douleurs de tête, sa santé fut moins satisfaisante que par le passé : c'était une faiblesse générale, une paresse qu'elle n'avait jamais éprouvée jusqu'alors dans la marche et dans les mouvements des bras.

Au mois de mai 1875, trois ans après le début de ces accidents, elle est prise de vertiges fréquents qui surviennent lorsqu'elle se penche en avant. Elle était alors caissière et ces étourdissements qui se manifestaient en écrivant la gênaient beaucoup pour remplir ses fonctions; ils apparaissaient indiféremment à tous les moments de la journée.

Elle éprouvait aussi des picotements et des fourmillements dans les bras et dans les jambes. A la même époque la mémoire s'est affaiblie sensiblement, le caractère s'est lui-même modifié; D... tombait dans des tristesses profondes et pleurait sans motif. La situation reste la même pendant les mois suivants, la malade continuant ses occupations habituelles.

Dans le courant de mars 1876, la céphalalgie devient plus violente, les fourmillements plus intenses; la faiblesse qu'éprouve D... l'oblige à suspendre tout travail. Quelques jours après se montrent peu à peu de l'embarras dans la parole et des vomissements. Ceux-ci surviennent le matin, aux premiers mouvements que fait la malade après son réveil. Ils se montrent aussi dans la journée, mais demandent à être provoqués par des mouvements ou des efforts.

22 juin. C'est dans cette situation qu'elle entre à l'hôpital. Elle tient la tête droite et immobile pour éviter tous les mouvements qui peuvent provoquer de la douleur ou des étourdissements.

La marche est lente, embarrassée; si on lui demande de fermer les yeux, elle n'ose s'avancer sans prendre un point d'appui et manque de tomber si l'on veut lui faire exécuter quelques pas en avant. La parole est difficile, la mémoire sensiblement affaiblie.

La malade a de l'appétit, mais tous les matins au réveil elle est prise de vertiges et de vomissements; l'inclinaison de la tête en avant provoque les mêmes accidents. Elle se plaint de douleurs continuelles, de fourmillements dans les bras et les jambes, plus marqués dans les deux membres du côté gauche où elle accuse un peu plus de faiblesse.

Les nuits se passent sans cauchemars, mais aussi sans sommeil. La diplopie n'existe plus.

Traitement. — Bromure de potassium : 4 gr.

3 juillet. Le bromure est difficilement supporté; on le supprime. Séton à la nuque.

1ᵉʳ septembre. L'amélioration survenue sous l'influence du séton et des sueurs profuses amenées par la calotte de caoutchouc est considérable; on supprime le séton; mais, dès le lendemain, la malade est reprise de douleurs intolérables ayant leur siége dans la région occipitale. Trois ou quatre jours après, les vomissements reparaissent; jusque-là, ils avaient été bilieux, mais à partir du 8 septembre, ils deviennent alimentaires.

Depuis lors, les douleurs dans la région occipitale deviennent plus vives; elles reviennent sous forme de crises arrachant des cris à la malade. Depuis plusieurs jours, elle ne pouvait plus fléchir ou étendre la tête; la raideur du cou augmente encore.

Il y a trois semaines qu'elle garde le lit, et aujourd'hui elle ne peut même plus se tenir sur son séant sans être soutenue, sinon elle perd l'équilibre. Néanmoins, la force musculaire paraît intacte, et les deux mains de la malade serrent les nôtres avec une égale vigueur. Pas de paralysie.

Les sens sont intacts; la vue est bonne; mais dès que la malade veut regarder un objet placé à une distance relativement encore assez grande, dès qu'elle veut amener ses globes oculaires dans l'axe horizontal pour voir les personnes qui sont près d'elle, elle est prise de vertige. Les pupilles sont également dilatées. Constipation opiniâtre. La salive a une odeur mercurielle; depuis huit jours la malade prend du sirop de Gibert.

Vers le 12 septembre, les douleurs vont en augmentant; rien ne les calme; le séton est remis sans succès; les injections de morphine sont sans effet; la belladone amène des congestions de la face; les vomissements ne sont justiciables ni de la potion de Rivière ni de la glace.

Après cette période d'excitation qui dure jusqu'au 15 septembre, et pendant laquelle la malade supplie sans cesse qu'on la soulage, elle tombe dans l'abattement. Elle dit souffrir tout autant, ne s'alimente pas; dès qu'elle prend un peu de bouillon, elle le vomit. De temps en temps, des bouffées de chaleur congestionnent son visage, dont la rougeur contraste avec la pâleur des autres moments. Pas de troubles respiratoires; circulation normale : 72 pulsations.

Ces choses en étaient là lorsque, le 14 septembre au soir, elle fut trouvée morte dans son lit. Nous l'avions vue une heure auparavant, et rien ne faisait présager cette issue. Quelques minutes avant qu'elle ne fût trouvée morte, l'infirmière lui donnait encore à boire; elle remarqua alors une écume non sanguinolente autour de ses lèvres. Elle fut trouvée morte la main droite ramenée derrière sa tête, dans la position qui lui était habituelle.

Autopsie, 16 septembre. — Pas de rigidité cadavérique; pâleur. Le crâne ouvert, on ne constate aucune lésion apparente des méninges à la convexité; les veines cérébrales sont congestionnées, et il s'écoule, pendant qu'on retire le cerveau, une notable quantité de liquide ventriculaire.

L'examen des parties centrales du cerveau, comme celui de sa surface, est sans résultat; mais après avoir sectionné la tente du cervelet, nous constatons des adhérences de l'arachnoïde à la dure-mère, au niveau du trou occipital; lorsqu'elles sont rompues, nous sectionnons la moelle le plus loin possible du bulbe. La surface osseuse de l'occiput est intacte; l'arachnoïde viscérale est notablement épaissie dans toute la partie qui tapisse la face inférieure de la protubérance et la face antérieure du bulbe. Le tronc basilaire est complètement recouvert par cet épaississement et ne s'aperçoit pas; la lumière de ce vaisseau est tellement rétrécie que l'on a de la peine à y passer un crin.

La partie centrale du cervelet est ramollie; avant de l'ouvrir, on s'en rend compte en versant du liquide sur sa face supérieure : on voit alors le cervelet augmenter de volume, comme si un liquide pénétrait dans sa cavité. Effectivement, en le sectionnant, on trouve un ramollissement, du volume d'une noisette, de la partie antérieure du cervelet.

Obs. III (inédite; communiquée par mon excellent maître M. Lancereaux. —Syphilis ancienne; affaiblissement progressif] des membres; parole très-embarrassée; eschares; mort. Méningite scléreuse au niveau de la face antérieure du bulbe.

Bravard (Prudence), 40 ans, modiste, célibataire, entre le 14 février 1877 à l'hôpital Saint-Antoine (salle Sainte-Adélaïde, nᵒ 19, service de M. Lancereaux).

A 22 ans, hémiphlégie droite qui dura dix-huit mois à deux ans, survenue subitement pendant que la malade se peignait. Cette paralysié, attribuée par la mère à un refroidissement, s'accompagna d'embarras de la parole, d'un certain degré d'aphasie : B... ne pouvait prononcer tous les mots. Elle n'eut pas de déviation de la face; elle n'a pu faire usage de sa main pendant sept mois; la jambe a toujours pu servir à la marche.

Peu de temps après cette paralysie, B... entre à Saint-Louis pour une éruption avec plaies. Plus tard, elle fit une fausse couche, puis elle eut un fils, aujourd'hui âgé de 16 ans, qui est chétif.

Depuis plusieurs années, sa santé générale était assez bonne, et elle travaillait; cependant l'hémiphlégie droite n'avait pas disparu complètement : il restait encore un peu de faiblesse et la jambe fauchait légèrement en marchant. Il lui est survenu peu à peu de la faiblesse dans les membres, assez marquée au mois d'août 1876 pour qu'elle ait pu se rendre difficilement à pied à l'hôpital Lariboisière; elle y séjourne quatre mois, et en décembre elle rentre chez elle sans que sa santé se soit améliorée; elle y reste deux mois, pendant lesquels son état s'aggrave.

14 février. *Etat actuel :* Sensibilité conservée : lorsqu'on pince la malade en différentes régions, elle accuse parfaitement de la douleur.

Intelligence affaiblie; néanmoins, elle peut comprendre ce qu'on lui dit.

Parole presque nulle, très-embarrassée.

Membres supérieurs dans la demi-flexion, raides; tout ce que peut faire la malade, c'est de porter la main au front.

B... peut soulever ses membres inférieurs, mais ils ont de la tendance à rester fléchis.

Appareils digestif et urinaire : incontinence des fèces et de l'urine : celle-ci a une odeur fétide, sans albumine.

Eschare de la largeur de la paume de la main, siégeant à la partie médiane de la fesse gauche et s'étendant un peu sur la fesse droite. Cicatrices de rupia sur la cuisse droite, à sa face externe; ces cicatrices forment un demi-cercle; elles font penser à une lésion cérébro-spinale de nature syphilitique.

Traitement : Iodure de potassium, 2 grammes.

Le 25. L'intelligence est sensiblement revenue depuis son entrée, mais l'incontinence des urines et des matières fécales continue.

Le 26. Pommettes rouges; peau brûlante.

Pouls, 100. Température axillaire, 39°.

Poumons sonores; respiration normale.

La malade ne peut se tenir sur son séant.

Cette élévation de la température s'explique suffisamment par eschare. La fièvre persiste jusqu'au 7 mars, jour du décès.

Autopsie. — Poumons. Sains, un peu congestionnés aux bases.

Cœur. Graisseux à la base; valvules et cavités normales; orifices suffisants; musculature dans un état graisseux peu avancé. Aorte normale.

Foie. Un peu gros, ne débordant pas les fausses côtes. Une seule adhérence au diaphragme; altération graisseuse peu prononcée; léger degré d'hyperémie.

Reins. Volumineux, fortement congestionnés. La capsule de chacun d'eux se détache facilement, emportant une faible quantité de substance corticale; celle-ci est plus friable qu'à l'état normal. L'hyperémie rénale est surtout considérable au pourtour des pyramides. Capsules surrénales normales.

Rate. Peu volumineuse, ferme, sans autre lésion que la congestion.

Estomac. Normal; intestin légèrement arborisé au niveau de l'iléon.

Utérus. Allongé, hypertrophié; ovaires normaux.

Vessie. Injectée, présentant au niveau du bas-fond du pus concrété formant des espèces de fausses membranes; uretères et calices très-vascularisés.

Système nerveux. — Crâne. Sclérosé, un peu épais.

Cerveau. Artères cérébrales intactes; sérosité ventriculaire très-abondante. Au niveau de la racine apparente du trijumeau, de chaque côté, on trouve une substance molle, pulpeuse, conjonctive, contenant dans son intérieur plusieurs noyaux jaunâtres, gros comme des lentilles; ces noyaux jaunâtres sont durs et ressemblent à de petites gommes.

Bulbe. Les méninges qui recouvrent sa face antérieure sont opaques, épaissies, adhérentes. Les artères vertébrales adhèrent avec les méninges de manière à former, au niveau du bulbe, une fausse membrane qui a une épaisseur de 1 millimètre et demi. A la partie postérieure du bulbe, on constate que les amygdales y adhèrent par suite de l'inflammation des méninges. De ces adhérences, il résulte que le liquide du quatrième ventricule ne peut s'écouler dans l'espace sous-arachnoïdien médullaire que par un orifice arrondi qui permet à peine l'introduction de l'extrémité d'une faible sonde cannelée ; aussi le quatrième ventricule est-il considérablement dilaté dans tous les sens, et principalement dans le sens transversal, qui mesure 8 centimètres. Cette dilatation s'étend jusqu'au corps rhomboïdal, qu'elle refoule. La surface du quatrième ventricule est légèrement granulée.

En dehors du bulbe et de ses limites, les méninges sont normales ; la protubérance et les lobes du cervelet sont sains.

Cerveau. Méninges opalines à sa convexité, se détachant facilement.

Ventricules latéraux triplés de capacité.

Dans le ventricule droit il existe à la partie postérieure, dans la queue du noyau caudé, une dépression digitale semblable à celle que l'on détermine avec l'index en comprimant un membre œdématié ; cette dépression, qui sépare nettement le corps strié de la couche optique atrophiée, relativement à sa congénère, paraît être le vestige d'un ancien foyer hémorrhagique. A son niveau, si l'on fait des coupes verticales, on trouve à la partie postérieure du noyau extra-ventriculaire du corps strié une membrane, ou plutôt un espace triangulaire comblé par un tissu d'apparence réticulée, celluleuse, de couleur brunâtre, tranchant sur la substance cérébrale ambiante normale, et présentant des mailles constituées par de fausses membranes infiltrées de sérosité. Cet espace triangulaire s'étend de la cavité ventriculaire jusqu'à environ 2 centimètres de profondeur. A son pourtour, la substance nerveuse n'est pas altérée, de sorte qu'il est impossible de dire quelle a été la lésion qui a donné naissance à ces néo-membranes réticulées qui comblent l'espace triangulaire que nous venons de décrire.

Moelle. En arrière, au-dessous du bulle, présente une épaisseur d'environ 2 millimètres dans une étendue de 3 à 4 centimètres ; en ces points, elle adhère intimement aux méninges sousjacentes et à la moelle épinière. Plus bas, c'est-à-dire immédiatement au-dessus du renflement cervical, existe une autre adhérence, mais peu étendue. A la face externe de la dure-mère, et dans toute sa portion cervicale se trouvent des extravasations sanguines.

Dans la partie moyenne de la [région dorsale, la dure-mère

adhère sur plusieurs points à l'arachnoïde épaissie et opaline, et
en quelques endroits seulement, à la pie-mère et à la moelle épinière. Celle-ci était manifestement altérée au niveau de la région
cervicale.

Obs. IV (Ziemssen, Virchow's Archiv., t. XIII, p. 213 et suiv.). — Syphilis secondaire; paralysie progressive des nerfs facial droit, oculo-
moteur gauche, pathétique droit, et des deux oculaires externes; paralysie incomplète du nerf facial gauche et de l'oculo-moteur droit.
— *Autopsie* : lésions anciennes et récentes de tuberculose pulmonaire;
à la base du cerveau, étranglement des nerfs par un tissu inodulaire;
transformation graisseuse de ces nerfs et des muscles qui en dépendent.

Wilhelm Diest, âgé de 33 ans, entre à la Clinique médicale le
10 août 1856; il raconte qu'il était bien portant et robuste pendant
son jeune âge, mais de 13 à 29 ans il a souffert de la poitrine,
et pendant l'été de 1855 il fut atteint durant six semaines de
fièvre intermittente.

En septembre 1855, pendant un voyage, il contracta une ulcération syphilitique du prépuce, qui fut considérée comme telle
par le médecin qui le soignait alors, et fut brûlée avec la pierre
infernale. Sans aucun traitement interne l'ulcération guérit rapidement laissant une cicatrice encore très-visible aujourd'hui. En
même temps survinrent des ganglions inguinaux, qui, suivant les
renseignements fournis par le malade, disparurent après des frictions d'onguent gris.

En décembre, il lui vint des boutons sur la tête, s'écorchant
chaque fois qu'il se grattait et formant ainsi des plaies saignantes
du cuir chevelu, particulièrement vers le front.

A Noël, il souffrait beaucoup de la gorge, surtout pendant la
déglutition; de plus des excroissances survenues au fondement
rendaient les selles très-douloureuses. D'après le malade, ces accidents ne furent pas soignés d'une façon continue; et même ceux
qui survinrent en janvier 1856 furent abandonnés à eux-mêmes.
Pendant le mois de février, D... commença à souffrir beaucoup de
la toux et de sueurs nocturnes; cependant au commencement du

mois de mars il se trouvait encore dans une situation assez satisfaisante, quand le 9, en se promenant, il fut pris de diplopie avec
blépharoptose du côté gauche. Dès lors, cette affection persistante
gêna beaucoup le malade pour son travail; puis, dans les derniers
jours de juin, après avoir souffert pendant plusieurs semaines de
violents maux de tête et de sifflements d'oreilles, il remarqua
une déviation de la face et particulièrement de la bouche, du côté
gauche, et en même temps de l'embarras de la parole. En juin
survint de la gêne de la déglutition, et D... s'aperçut qu'il ne lui
était pas possible d'avaler les boissons en grande quantité; s'il
cherchait à le faire, il survenait aussitôt un accès de toux et le
liquide revenait par la bouche et par le nez. A partir de cette
époque, le malade se servit avec beaucoup de précaution et de
lenteur d'une cuiller à thé pour les aliments liquides, et il apporta
les mêmes soins dans l'ingestion des solides.

La céphalalgie ne l'a pas quitté depuis le mois de juin, époque
de l'apparition de l'hémiplégie faciale. C'est le soir, avant de s'en-
dormir qu'il souffre le plus, et la douleur le réveille plusieurs fois
pendant la nuit.

Depuis le commencement de ce mois, ses forces ont diminué
considérablement. Il ne peut rester longtemps levé, ni s'avancer
sans que ses mains aient un point d'appui ou sans qu'on le sou-
tienne. Il lui est si difficile de marcher, qu'il lui faut deux personnes pour le conduire : ses genoux plient sous lui, il vacille;
et, s'il n'est pas soutenu, il chancelle et tombe.

Cet affaiblissement, joint à une insomnie persistante déprime
visiblement le malade, mais sans aucun trouble de l'intelligence
ou du caractère.

Quand nous l'avons entrepris, le 11 août, une exploration appro-
fondie nous donna les résultats suivants :

Amaigrissement du corps très-marqué; il n'y a plus de graisse.
Les muscles sont relâchés, la peau est sèche, l'épiderme se des-
quamme.

Le pouls est mou et dépressible; 75 à 80 pulsations; plus fréquent le soir.

Rien d'anormal à l'examen du crâne.

Œil droit. Son occlusion complète est impossible parce que la
paupière inférieure ne peut se mouvoir; l'élévation de sa paupière

supérieure se fait avec énergie. Le globe oculaire peut se mouvoir en haut, en dedans, [en dedans et en bas. Le mouvement en dehors ou directement en bas est impossible. La pupille est rétrécie; elle réagit faiblement à la lumière.

Œil gauche. Blépharoptose complète, si bien que pour regarder avec les deux yeux, D... relève sa paupière gauche avec les doigts. Le globe oculaire reste fixe et immobile. Pendant que le malade faisait tous ses efforts pour le mouvoir, je remarquai que la pupille se dirigeait facilement en bas et en dehors. Chaque mouvement de l'œil droit s'accompagne d'une rotation du globe oculaire gauche sous forme de secousse, puis l'œil reprend sa place et ainsi de suite.

La pupille gauche est dilatée et immobile, même sous l'influence d'une vive lumière.

Chaque œil, séparément, voit bien à différentes distances. Mais dès que le malade cherche à regarder avec les deux yeux, il voit deux images, dont une droite; celle qui est renversée en est éloignée d'environ 6 pouces. Lorsqu'il mange, le bout de sa cuiller, au lieu d'arriver à sa bouche, atteint sa joue gauche à 1 pouce en dehors de la commissure labiale. Le malade raconte que depuis un mois cette diplopie le gênait tellement pour marcher qu'il tombait très-souvent, surtout en montant les escaliers.

Catarrhe conjonctival des deux yeux avec larmoiement continuel.

Les muscles innervés par le nerf facial droit sont totalement soustraits à l'action de la volonté, mais la déviation de la face ne porte pas trop sur les yeux.

Les muscles innervés par le nerf facial gauche possèdent tous les mouvements volontaires, néanmoins il est évident que leur action est moins énergique.

La sensibilité cutanée de la face est normale des deux côtés. La bouche ne peut pas s'ouvrir complètement; les mouvements de la langue se font bien, la luette n'est pas déviée. Hyperémie et catarrhe des muqueuses buccale et pharyngienne. La salive s'échappe continuellement de la bouche. L'exploration du goût et de la sensibilité tactile de la langue, et l'exploration de l'odorat n'ont rien donné d'anormal.

L'examen physique de la poitrine fait constater de la submatité au sommet du poumon gauche; le cœur est normal.

Le malade a de l'appétit, les digestions se font bien, mais il va difficilement à la selle. L'urine contient des traces d'albumine.

Lorsqu'il est couché, les mouvements des membres inférieurs sont assez énergiques et se font des deux côtés avec une force égale. Mais la pression de la main droite est beaucoup plus faible que celle de la gauche. La flexion des doigts se fait sans énergie et d'une façon incomplète, surtout celle du doigt indicateur; il en est de même du mouvement d'opposition du pouce. L'extension des dernières phalanges est incomplète. Les espaces inter-métacarpiens sont fortement déprimés; l'éminence thénar est aplatie. Au membre supérieur gauche, on ne constate aucun de ces symptômes.

L'exploration par le courant faradique qui fut faite la dernière fois la veille de la mort donna chaque fois les résultats suivants :

Tous les muscles innervés par le nerf facial droit sont totalement soustraits à la contractilité électrique, à l'exception de quelques faisceaux du muscle ciliaire et du grand zygomatique, qui se contractent très-faiblement. Le résultat fut le même, que les pôles fussent placés sur les rameaux nerveux à distance des muscles, ou bien sur les muscles eux-mêmes.

Dans la zone du nerf facial gauche, la contractilité et la sensibilité électro-musculaires persistent, tout en se montrant bien affaiblies même sous l'influence d'un courant énergique.

Ceux des muscles de l'œil qui sont paralysés et sur lesquels on peut appliquer le courant faradique restent complètement immobiles.

La sensibilité électrique de la peau est normale des deux côtés.

Au membre supérieur droit, les muscles extenseur commun des doigts, fléchisseurs commun superficiel et profond, interosseux, lombricaux, court abducteur et opposant du pouce, réagissent bien moins au courant faradique que ceux du côté gauche. Les muscles radiaux et cubitaux des deux côtés se contractent aussitôt avec énergie.

Les renseignements fournis par le malade et les signesobjectifs, particulièrement le resultat de l'exploration faradique, nous firent rejeter *a priori*, une paralysie centrale. Il fallait admettre une lésion dans la continuité des nerfs; cette altération probablement syphilitique avait atteint les nerfs pendant leur trajet dans la cavité crânienne et avait paralysé complètement le facial droit, l'oculo-moteur gauche, le pathétique droit et les deux moteurs oculaires externes; le moteur oculaire commun droit et le facia gauche n'étant que partiellement paralysés. L'atrophie des muscles du membre supérieur-droit et le rapport de la tuberculose pulmonaire avec la paralysie restaient inexpliqués.

Le 18 août, le malade tombe tout à coup dans le coma; la dyspnée s'accentue davantage, l'expectoration devient plus pénible, et cet état pulmonaire amène la mort le 19 au soir.

L'autopsie qui fut faite par un temps frais, 20 heures après la mort, donna les résultats suivants :

Adhérence complète du sommet du poumon gauche; à la coupe, on trouve une caverne grosse comme un œuf de pigeon, à parois lisses, s'avançant jusqu'à la plèvre. Autour de cette caverne une grande quantité de tubercules, les uns récents, les autres cicatrisés.

Le poumon droit est tout à fait adhérent. Son lobe supérieur renferme des bandelettes de tissu cicatriciel se prolongeant dans tous les sens. Autour d'elles se voient des tubercules anciens et récents. Son lobe inférieur est vide d'air et œdémateux.

Le cœur contient un sang noir, pas de caillots; valvules normales. Foie sain. Rate un peu volumineuse, molle. Ganglions mésentériques tous volumineux et rouges.

Le colon transverse, le cœcum et le colon ascendant ne sont pas à leur place habituelle; ils sont abaissés. La muqueuse des reins et de la vessie est saine.

Cerveau. Pas de sang dans le sinus longitudinal supérieur. Sur ses côtés se voient des opacités anciennes et blanchâtres se prolongeant en arrière; l'une d'elles est calcifiée. A la base du cerveau, on aperçoit sur le lobe moyen des opacités anciennes de la pie-mère qui s'étendent jusqu'au chiasma. Autour du nerf moteur oculaire commun gauche, la pie-mère est épaisse, opaque, fixée solidement au nerf. Celui-ci est injecté et luisant dans sa partie périphérique; plus loin vers le centre il est épaissi, ramolli, présente un renflement, puis arrivé à deux lignes de son émergence à la surface de la substance cérébrale, il s'effile et cette portion centrale est beaucoup moins volumineuse.

Au microscope, on ne trouve dans la partie du nerf qui est épaissi que quelques traces de tubes nerveux; à leur place se voient des granulations graisseuses à l'état libre.

Le nerf moteur oculaire commun droit est dans un état de nutrition satisfaisante; il est rouge et brillant; ses vaisseaux sont injectés; il est un peu épaissi vers son origine. Extérieurement il n'est pas décoloré, mais sur une coupe son tissu est pâle.

Le microscspe fait voir dans la partie épaissie les filets nerveux sains; mais ils sont séparés par une grande quantité de graisse libre et par une masse énorme d'amas de granulations graisseuses 40 à 50 dans le champ du microscope).

Nerf facial droit. A partir de son émergence, sur une longueur de trois lignes, il est mince, gélatineux, transparent; puis, ses bords deviennent tranchants; il présente un épaississsement jaune opaque, au niveau duquel il n'est plus possible de reconnaître un filet nerveux. Plus loin, le nerf diminue de nouveau.

Examen microscopique : Au-dessus du renflement, vers le centre, on trouve des fibres nerveuses normales et des amas de granulations. Dans la portion qui est épaissie, on ne reconnaît plus que quelques fibres à peu près normales. On voit accumulées et formant les contours de ces filets nerveux des granulations graisseuses et de la graisse libre.

Dans le canal de Fallope, les fibres nerveuses normales prédominent comme dans le « pes anserinus » (*sic*) et dans chacun des rameaux du facial qui ont été suivis dans les muscles. Partout, à côté de fibres normales s'en voient d'autres dégénérées, plus ou moins tuméfiées avec des contours granulo-graisseux.

Le nerf facial gauche présente une teinte jaunâtre, et en enlevant la pie-mère il se déchire légèrement près du cerveau.

Microscopiquement, il se comporte totalement comme le nerf moteur oculaire commun droit.

Les deux nerfs de la 6º paire sont un peu aplatis, leur névrilemme paraît moins abondant.

Les faisceaux nerveux des nerfs acoustiques ont un aspect jaunâtre, surtout à droite; et, au microscope, l'altération est au même point que dans l'oculo-moteur droit.

Le nerf pathétique droit est moitié moins volumineux que le gauche qui paraît normal. Au microscope, il présente tous les degrés de transformation graisseuse et rien d'autre.

Sont intacts : les nerfs olfactifs, optiques, trijumaux, hypoglosses, spinaux, glosso-pharyngiens, et le pneumogastrique droit.

La substance cérébrale n'est pas congestionnée ; les ventricules contiennent une médiocre quantité de liquide. Différentes coupes du pont de Varole et de la moelle allongée ne présentent à l'œil nu et au microscope rien d'anormal.

A la base du crâne, la dure-mère se laisse facilement séparer du tissu osseux sous-jacent qui est sain.

Voici l'état des muscles innervés par les nerfs atteints :

Ceux qui sont sous la dépendance des moteurs oculaires commun et externe et du pathétique gauches sont d'un blanc jaunâtre, vitreux, présentant des traînées jaunâtres. Au microscope, la transformation graisseuse est bien nette, les fibres musculaires ne sont pas striées ; ce n'est que lorsqu'elles sont isolées que l'on trouve encore quelques traces de striation. La plupart des fibres musculaires sont tuméfiées, homogènes, blanches, contiennent de nombreux corpuscules graisseux ; les autres sont affaissées et ne renferment que quelques globules graisseux. Ces lésions sont à leur maximum dans le muscle élévateur de la paupière supérieure ; c'est dans le grand oblique qu'elles sont le moins marquées.

Les muscles innervés par le facial droit ont encore leur coloration rouge ; au microscope on voit que la striation des fibres musculaires n'existe plus ; les fibrilles qui les constituent sont dépourvues de stries et contiennent des granulations qui sont diminuées de volume.

Les muscles qui dépendent du nerf facial gauche sont d'un rouge pâle, tirant sur le jaune. Au microscope on trouve les caractères normaux du tissu musculaire de la face.

De même pour les fléchisseurs et les extenseurs des doigts du côté droit ; à la main, les muscles présentent un commencement de dégénérescence graisseuse.

Obs. V (Bénédickt, Ueber progressive Lähmung der Gehirnnerven, Oestr. Zeitschrift für pr. Heilkunde, n° 4, 1866 ; et Compte-rendu in Jahresbericht, 1866, t. II, p. 52).

Une femme âgée de 36 ans fut atteinte pour la première fois en avril 1862 d'une paralysie du nerf moteur oculaire commun gauche, avec de la céphalalgie et une sensibilité excessive, du même côté, de la peau animée par le trijumeau. Plus tard vinrent s'ajouter d'autres symptômes : au mois de juin, douleurs dans le bras gauche ;

en septembre, paralysie du nerf moteur oculaire commun droit; en avril 1863, mydriase gauche; du côté droit la rétine est pâle, à gauche elle est hyperémiée. Douleur au sommet de la tête et dans la région occipitale. Douleurs lancinantes dans les membres inférieurs; paralysie faciale double avec tous ses troubles fonctionnels, déviation de la luette, aphonie, paralysie de la langue. Intégrité de l'intelligence. Mort par dyspnée, suite de pneumonie.

A l'autopsie, on trouve une méningite chronique limitée à la base; tous les nerfs qui en partent sont entourés d'un tissu lamelleux qui les comprime.

Oвs. VI (John Windsor, Asso. medi. journal, may 17-31; compte-rendu in Caustadtt Jahresb., 1856, t. I, p. 72.

Maria Whitlam, âgée de 21 ans, avait sans cause connue une chute de la paupière supérieure des deux côtés. La pupille de l'œil droit était fixe, la gauche tirée en dehors; les deux pupilles était dilatées et peu sensibles à la lumière; les globes oculaires étaient un peu saillants. La sensibilité dans le voisinage de la région orbitaire était un peu émoussée. Maux de tête revenant de temps à autre, soif persistante, refroidissement et insomnie. Affaiblissement progressif de l'intelligence et de la motilité dans les membres inférieurs, au point que la malade pouvait à peine se tenir debout. Temblement; incapacité pour tout travail. Cet état amena la mort.

A l'autopsie, on trouva une méningite chronique (l'auteur ne donne pas plus de détails), un état opaque de l'arachnoïde avec un épanchement entre cette membrane et la pie-mère; injection de la pie-mère, congestion de la substance cérébrale, distension des deux ventricules par de la sérosité qui se trouvait aussi en grande quantité à la base du cerveau et dans la partie supérieure du canal rachidien.

Nous regrettons de ne pouvoir présenter qu'un résumé des deux observations précédentes; il ne nous a pas été possible de nous procurer les journaux dans lesquels elles ont été publiées par leurs auteurs.

Obs. VII (Bruberger, Virchow's Archiv 1874, t. LX, p; 285 et suiv.)

H. K.., professeur, âgé de 30 ans, entre le 1 juin 1873 à Augusta-Hospital. D'une famille saine, dans son jeune âge il n'a pas eu de maladie grave, et en particulier aucune affection qui ait porté sur le cerveau ou ses enveloppes. Il y a deux ans, il contracta la syphilis ; il lui survint des ulcérations de la bouche et du pharynx. Guéri après l'emploi de pilules et de différents gargarismes, il resta sans accidents jusqu'à l'hiver de 1872-73. A cette époque, nouvelles ulcérations de la gorge et du voile du palais pour lesquelles on lui fit prendre pendant très-longtemps un médicament amer et salé (iodure de potassium). Pendant ce traitement, le malade remarqua que sa voix devenait nasonnée, que les aliments qu'il prenait, surtout les liquides, revenaient souvent par le nez. En avril 1873, l'état de sa santé lui aurait permis de reprendre son enseignement si sa parole nasonnée ne l'eût empêché de se faire comprendre. Il n'avait alors aucune céphalalgie. Le 2 juin, date que le malade n'a pas oubliée parce que c'était pendant les fêtes de la Pentecôte, après avoir passé l'après-midi dans un jardin et y avoir bu deux verres de bière, il retourna chez lui ; en route, il fut pris tout à coup d'un violent étourdissement et tomba sans connaissance. Il revint à lui au bout de dix minutes pendant qu'on le plaçait sur un brancard pour le ramener chez lui. Cette perte de connaissance ne s'est jamais renouvelée, et il affirme que le soir et le lendemain de l'accident il pouvait mouvoir ses bras et ses jambes ; mais ses mouvements étaient très-incertains, si bien qu'il ne pouvait marcher et risquait de laisser tomber tout ce qu'il tenait. Ces accidents furent traités par des purgatifs et l'application de glace sur la tête. La motilité des bras et des jambes devint toujours de plus en plus difficile jusqu'à ce que K... fut arrivé en une huitaine de jours à une immobilité complète.

Les signes propres du tabes, à savoir, les tiraillements et les fourmillements dans les membres inférieurs, la sensation de semelles de feutre n'ont jamais existé. Au début, pas de troubles dans l'émission des urines, mais depuis une quinzaine de jours elle se fait difficilement ; enfin, de la diarrhée est survenue en dernier lieu, et le malade peut à peine retenir les matières. Il se plaint surtout de ne pouvoir se servir de ses bras et de ses jambes, et n'a rien remarqué du côté de la sensibilité. Un premier examen superficiel montre qu'aux mains et aux pieds une légère piqûre d'épingle était perçue et qu'il en indiquait exactement le siége.

État du malade à son entrée à l'hôpital. — D'une force modérée, un peu amaigri, il a la peau sèche sans élévation de température. Son intelligence est nette; il répond avec calme et avec beaucoup de suite, sa physionomie exprime l'abattement. Tout mouvement des bras et des jambes est impossible. La paralysie est assez prononcée pour qu'il ne puisse exécuter le plus léger mouvement des doigts ou des orteils; si on soulève les membres et qu'on les abandonne ils retombent par leur propre poids. K... est à peu près incapable de changer de position dans son lit. Aucun trouble de la vue ou de l'ouïe : anaphrosie. La contractilité des muscles des extrémités est à peine diminuée.

L'examen rigoureux de la sensibilité donna les résultats suivants : sur les mains, sur les pieds, et sur toute la surface du corps, le malade accuse facilement et sans se tromper une légère piqûre d'épingle et en précise exactement le siége, il indique nettement si c'est la tête ou la pointe de l'épingle qu'on promène sur sa peau. Si l'on applique un thaler ou le pavillon d'un stéthoscope sur le dos des mains, K... les distingue l'un de l'autre, tandis qu'il les confond lorsqu'on les lui applique sur le dos des pieds. Il distingue sur la face dorsale des pieds des objets de formes différentes, comme une clef et un thaler. Il perçoit les deux pointes du compas à un écartement de cinq lignes pour les deuxième et troisième phalanges, de une ligne et demie pour la pulpe des doigts, de six lignes pour la face dorsale des gros orteils, de huit lignes pour la face dorsale des pieds. Si l'on interroge le degré de perception de la pesanteur, on observe qu'il distingue facilement les poids de 5 et 10 livres, mais il se trompe quelquefois entre ceux de une et deux livres. A l'examen de la sensibilité thermique on constate qu'à l'approche des corps chauds il peut indiquer une différence de quatre à cinq degrés.

En résumé, il existe un peu de diminution du tact et un léger affaiblissement du sens de la pression et de la chaleur, avec une intégrité de la perception et de la localisation des sensations.

Pas de déviation de la colonne vertébrale, pas de douleur à la pression sur les apophyses épineuses ou sur le crâne. La rotation de la tête paraît un peu douloureuse, sans raideur des muscles du cou ; les pupilles sont larges et contractiles. La voix est tellement nasonnée qu'il est difficile de comprendre le malade, et l'examen de la gorge montre une énorme perforation qui occupe le voile du palais dans presque toute sa longueur en s'étendant à gauche de la ligne médiane ; les amygdales sont très-volumineuses, les ganglions inguinaux et cervicaux sont durs et doublés de volume. Chute des cheveux : K... est très-chauve pour son âge. Langue humide, couverte d'un enduit assez épais ; appétit passable ; ventre un peu déprimé, à parois flasques ; on ne sent pas la rate, le foie ne paraît pas trop dur, et à la percussion ces deux organes ne semblent pas augmentés de volume. Sonorité de l'abdomen à la percussion, moins marquée vers la fosse iliaque gauche. Une selle hier, un peu liquide ; si l'on arrive dès qu'il demande le vase, il a déjà laissé échapper la moitié des matières dans son lit. Urine abondante, un peu trouble à la fin de la miction, sans réaction au tournesol, d'une odeur forte. Densité 1012, sans albumine ; le dépôt qu'elle forme est dû à des phosphates, les autres éléments morphologiques sont sans importance. La miction ne se fait pas involontairement ; au contraire, ce n'est qu'après des efforts prolongés que l'urine commence à s'écouler.

Le thorax, bien conformé, est soulevé uniformément par des inspirations profondes ; partout les poumons sont sonores, et, à l'auscultation, rien d'anormal.

De même pour l'appareil circulatoire : les bruits du cœur sont normaux ; 76 pulsations ; tension normale.

Température, 37°,3 le matin ; soir, 37°,8.

Les points importants que l'on relève dans l'examen du malade pour établir le diagnostic se résument ainsi : affection syphilitique, avouée par le malade, remontant à plus de deux ans, ayant amené de la roséole, des ulcérations de la gorge, puis une perforation de la portion membraneuse du voile du palais avec nasonnement consécutif ; plus tard, chute des cheveux dont on peut encore se rendre compte ; tuméfaction des ganglions lymphatiques accessibles à l'exploration, indiquant que l'infection n'est pas encore complètement éteinte en raison de l'époque à laquelle remonte le début de la syphilis. Étant en puissance de syphilis, notre malade est pris subitement le 2 juin d'une attaque apoplectiforme ; la perte de connaissance ne dure que quelques minutes, mais il survient dans les quinze jours qui suivent cette attaque une paralysie complète du mouvement ; les troubles de la sensibilité sont presque nuls et à cela s'ajoutent une incontinence des matières et une rétention d'urine persistantes.

D'après ces symptômes il était facile de reconnaître une syphilis cérébrale, mais il aurait fallu aller plus loin et déterminer la nature de la lésion. Nous ne trouvions pas d'hypothèse pour nous rendre compte des phénomènes observés pendant la vie. La brusquerie du début, ressemblant à une attaque apoplectiforme, nous faisait croire à une hémorrhagie ou à une thrombose d'une artère volumineuse du cerveau; mais d'un autre côté nous savions en fait que chez les syphilitiques on avait observé plus d'une fois une attaque subite apoplectiforme, sans que l'autopsie vînt révéler la présence d'un foyer hémorrhagique. L'intégrité de l'état intellectuel du malade qui n'avait perdu connaissance que pendant quelques minutes, et la paralysie des deux moitiés du corps, nous indiquaient que c'était plutôt sur la moelle épinière que portait la lésion (une hémorrhagie ou une thrombose d'une artère volumineuse aurait plutôt produit une hémiplégie du côté opposé). Nous avons donc cru dans ce cas à une lésion de la moelle, sans savoir s'il s'agissait d'une gomme ou d'un ramollissement vu l'intégrité complète du toucher, jointe à la paralysie complète de la sensibilité. On le voit, dans nos hypothèses nous avions épuisé à peu près toute la série des lésions cérébrales syphilitiques que la clinique permet de reconnaître ; toutefois il restait une forme relativement fréquente de la syphilis cérébrale, que nous croyions pouvoir exclure, à savoir une affection des méninges. Mais rien n'indiquait une inflammation de l'enveloppe du cerveau, jamais il n'était survenu d'épilepsie ou de convulsions ; d'autres symptômes méningitiques faisaient défaut : à savoir le ralentissement du pouls, la dépression du ventre, etc. Telles sont les réflexions dont nous faisions suivre notre diagnostic syphilis cérébrale.

Il était indiqué d'employer ou bien les dérivatifs, à savoir les ventouses sèches sur la tête et le calomel comme purgatif, ou bien un traitement antisyphilitique, ce dernier plus important. Le malade prit tous les jours pendant quatre semaines 5 grammes d'iodure de potassium, en tout 130 à 140 grammes ; de plus on

eut recours aux courants induits pour tâcher d'entretenir la nutrition des muscles des membres paralysés.

Au commencement d'août, après quatre semaines de ce traitement, aucun résultat n'était obtenu; l'iodure de potassium
fut supprimé et on commença le traitement par les onctions mercurielles. Au début, celui-ci paraît amener un peu d'amélioration,
vers le milieu d'août le malade pouvait faire de légers mouvements
des doigts ; il pouvait fermer les mains, puis étendre de nouveau
les doigts, mais il n'arrivait pas à soulever le bras ou la jambe.
La sensibilité, souvent interrogée, fournissait les résultats que
nous avons indiqués plus haut; l'urine, maintenant abondante,
s'écoulait sans que le malade s'en aperçût ; elle était alcaline,
d'une odeur désagréable, densité 1014 ; elle formait un dépôt très-
abondant dans lequel le microscope faisait reconnaître une quantité
considérable de phosphates et de nombreux corpuscules de pus ;
filtrée, elle contenait beaucoup d'albumine. Telles étaient les seules
modifications dans les symptômes.

Dans la suite, la marche de la maladie fut celle que l'on devait
attendre d'une paraplégie, conduisant lentement à une issue fatale.
Il survint des ulcérations sur le sacrum, les trochanters, les
talons ; et les malléoles une rétention d'urine qui obligea à
sonder le malade deux fois toutes les heures (Zweistündliches Ka-
thetrisiren) ; des abcès urineux que l'on dut ouvrir au périnée
et qui laissèrent écouler [une grande quantité de pus cré-
meux ; ces abcès traversaieut le scrotum dont la peau se
mortifia peu à peu. Fin septembre, le malade se trouvait dans la
situation la plus déplorable. Les légers mouvements reparus après
les frictions n'étaient plus possibles ; la sensibilité était tout à fait
intacte ; K... laissait aller souslui, ce qui obligeait à le changer de
lit deux fois par jour. Les injections dans les trajets fistuleux du
scrotum et du périnée étaient très-douloureuses ; de plus on sou-
dait le malade toutes les deux heures, et trois fois par jour on
faisait un lavage de la vessie avec un liquide désinfectant au moyen
d'une sonde à double courant; une eschare de la grandeur d'une
assiette avait dénudé dans presque toute leur étendue le sacrum
et le coccyx. L'intelligence était tout à fait nette et le malade ma-
nifestait le désir d'être délivré le plus tôt possible de ses souffrances;
c'est dans cette situation que la mort survint le 23 octobre. Sa
garde s'aperçut à peine de son agonie.

L'autopsie fut faite le 24 octobre. 12 heures après la mort.

Amaigrissement considérable ; au niveau du sacrum, eschare de la grandeur d'une assiette ; plusieurs points sphacélés au niveau des trochanters, des tubérosités ischiatiques, etc. Le tissu adipeux est presque complètement disparu ; les muscles sont pâles, jaunâtres, les ganglions inguinaux tuméfiés.

Cavité abdominale. — Le grand épiploon ne descend sur le paquet intestinal que jusqu'au niveau de l'ombilic ; le foie est presque entièrement caché par les fausses côtes. Dans la cavité pleurale gauche, environ une once de liquide ; dans la péricarde un peu de sérosité roussâtre.

Le cœur est petit, sans consistance, il contient des deux côtés un sang partie liquide, partie coagulé ; son tissu musculaire est pâle et ramolli, les valvules en sont souples.

Le poumon gauche est tout à fait sain ; sur la plèvre interlobulaire se voient quelques ecchymoses ponctiformes. A la coupe on voit qu'il est partout aéré ; il présente un peu d'œdème. Le poumon droit est fixé à la paroi thoracique par quelques adhérences faciles à déchirer ; son état est le même que celui du poumon gauche.

Le larynx et les cordes vocales ne présentent rien d'anormal ; les amygdales sont volumineuses. Aucune symétrie dans les piliers du voile du palais qui sont inégalement tendus. Au milieu de ce dernier, une perte de substance s'étend un peu à gauche présentant des bords irréguliers, cicatriciels, et occupant toute la portion membraneuse du voile du palais.

La rate a pour dimensions : 4 pouces 1/2 de longueur, 3 pouces de largeur et 1 pouce 1/3 d'épaisseur ; sur sa capsule une cicatrice rayonnée. Son tissu est compacte, d'une teinte rouge brun uniforme. Elle ne surnage pas dans l'eau, pas de réaction amyloïde.

Dans l'estomac et dans le duodénum, une grande quantité de liquide grisâtre ; la muqueuse est couverte d'un enduit épais et sans perte de substance. Le petit et le gros intestin ne présentent rien de particulier.

Le foie est d'un volume moyen ; sa séreuse est lisse, sa surface normale. A la coupe les lobules présentent une grosseur moyenne et sont peu colorés. La vésicule contient de la bile en quantité normale.

Les testicules sont mous, petits, atrophiés. Au scrotum, deux ouvertures fistuleuses qui conduisent dans de vastes abcès. L'urèthre dans sa portion membraneuse est d'un calibre moyen, sa muqueuse est lisse ; mais dans sa portion prostatique il présente un rétrécissement pathologique, au niveau duquel la muqueuse est rouge. Ce rétrécissement est le point de départ des différents abcès froids et des trajets fistuleux qui se sont formés dans le tissu cellulaire environnant l'urèthre au voisinage de la prostrate et qui se dirigent dans le scrotum. Une poche de la grosseur d'une amande paraît se rattacher au testicule droit ; par la pression elle laisse échapper du pus par l'urèthre.

La vessie présente le volume et la forme d'une poire, ses parois épaisses de 3/4 de pouce limitent une cavité étroite. Elle est recouverte par une muqueuse d'un gris verdâtre ; entre les colonnes charnues on ne voit aucune ulcération ou perte de substance.

Le calibre des uretères est doublé de volume ; ils sont durs et résistants ; l'épaississement porte uniformément sur tous les points de leur paroi.

Quant aux reins, celui de gauche est plus gros qu'à l'état normal, et son extrémité supérieure s'appuie sur la rate augmentée de volume ; sa capsule s'enlève facilement

A sa surface, entre les étoiles de Verheyen, se voient de petits kystes isolés de la grosseur d'une tête d'épingle à celle d'une lentille, contenant les uns de la sérosité, les autres quelques gouttelettes de pus. Sur une coupe, les substances médullaire et corticale ne sont pas bien distinctes l'une de l'autre ; toutes deux sont pâles et d'un rouge jaunâtre. Les bassinets offrent des modifications considérables : ils forment une vaste poche limitée par une paroi de 1 ligne 1/2 d'épaisseur. La surface muqueuse est d'un gris verdâtre, couverte d'un enduit épais. Dans les anfractuosités de cette poche se trouvent des concrétions phosphatiques. Le rein ganche, d'un volume normal, présente les mêmes lésions ; seulement le processus n'est pas aussi avancé, et on ne voit pas de kystes purulents à sa surface.

La voûte crânienne ne présente rien de particulier : elle est épaisse, contient beaucoup de sang ; son diploé est étroit, les sillons formés par les artères sont peu marqués. De chaque côté de la suture sagittale se voient des dépressions assez considérables produites par les granulations de Pacchioni. Les vaisseaux de la dure-mère sont assez volumineux, elle n'offre aucun épaississement et aucune altération. Les sinus sont remplis d'un sang fluide. Rien à noter à la face interne de la dure-mère, si ce n'est quelques tractus filamenteux.

Les méninges molles sont ternes : sous l'arachnoïde se voit une grande quantité de sérosité trouble et jaunâtre, ce qui fait croire à première vue que les circonvolutions sont aplaties. A l'extrémité des deux lobes antérieurs, à la partie la plus saillante, se trouve dans l'épaisseur des méninges molles un dépôt de matière calcaire de la largeur d'une pièce de 6 kreutzer, de consistance dure, qui s'est formé des deux côtés une dépression de même dimension à la surface de l'encéphale. A la base, les méninges molles présentent des modifications considérables : dans la région des pédoncules, c'est-à-dire au niveau du chiasma des nerfs optiques, entre ceux-ci et les tubercules mamillaires et au niveau du pont de Varole, elles sont transformées en une membrane assez ferme, gélatineuse, grisâtre, opaque, d'une épaisseur triple. Cette membrane devient encore plus épaisse et plus résistante et forme une véritable couenne au niveau du pont de Varole et de la moelle allongée. Dans cette couenne, et confondues avec elle au point qu'on peut à peine les reconnaître à la vue, se trouvent les artères vertébrales et basilaire. Au moment de sectionner la moelle dans le canal médullaire, elle cède à une traction légère de la main qui soutenait le cerveau. Des fausses membranes assez résistantes s'étendaient de la fausse membrane que nous avons décrite à la dure-mère spinale.

A la convexité, la pie-mère s'enlève facilement ; il n'en est pas de même à la base, où partout elle entraîne de la substance cérébrale.

Les vaisseaux de la pie-mère sont très-volumineux ; quand on sectionne les artères vertébrales et basilaire au niveau de la membrane que nous avons décrite, elles restent béantes. Les artères de la base de l'encéphale ont leurs parois épaissies et rigides ; les plus petites sont flexueuses. En ouvrant ces vaisseaux on n'y trouve pas de thrombose, et on voit l'épaississement porter uniformément sur toutes les tuniques ; l'interne est lisse sur tous les points ; on ne voit aucune ulcération, aucun point athéromateux.

Les artères volumineuses des autres parties du corps qui ont été examinées, l'aorte, les sous-clavières, les carotides ne présentent

rien de particulier, pas trace de dégénérescence athéromateuse.

Le cerveau a une consistance assez ferme ; la substance blanche
présente un léger piqueté vasculaire ; pas de foyer de ramollissement. Les ventricules sont très-dilatés, surtout les prolongements
antérieurs et postérieurs des ventricules latéraux qui contiennent
une grande quantité de sérosité légèrement sanguinolente.

La dure-mère spinale dans toute la région thoracique paraît normale ; il est facile de la séparer de la pie-mère sous-jacente. Un
peu plus haut, dans la région cervicale, il devient plus difficile de
les isoler ; et à partir de la portion moyenne de la moelle cervicale,
en remontant vers le bulbe, il n'est pas possible de les séparer. En
faisant à la partie moyenne une incision longitudinale comprenant
toute l'épaisseur de la moelle épinière, on voit les méninges confondues former une production membraneuse homogène très-
épaisse. Entre cette membrane et la moelle se voient sur plusieurs
points, et particulièrement au niveau de la partie la plus élevée du
renflement cervical, des taches pigmentaires d'un gris noirâtre qui
paraissent être les traces d'anciennes hémorrhagies.

On obtient difficilement une bonne section transversale de la
moelle ; néanmoins on est frappé de l'atrophie considérable de la
substance grise ; elle n'est qu'indiquée, et ne se sépare pas nettement de la substance blanche ; la commissure grise est à peine visible. A la place de la substance grise se voit le canal artériel très-
dilaté, si bien que l'atrophie de la substance grise a été amenée
par sa compression entre la membrane résistante qui est au dehors,
et la sérosité contenue dans le canal qui en écarte les parois. Le
tissu propre de la moelle, les cordons latéraux et postérieurs n'ont
rien de particulier.

En résumé, voici les lésions anatomiques qui ont été trouvées :
méningite de la portion cervicale, ayant réuni toutes les méninges en une seule membrane, épaisse, qui adhère à la moelle qu'elle
recouvre, et à la paroi interne un peu molle du canal rachidien.
Plusieurs hémorrhagies dans cette région cervicale de la moelle.
Méningite basilaire étendue qui a transformé les méninges molles
en une masse épaisse, grisâtre, gélatineuse. Altération particulière
des artères cérébrales qui a amené un épaississement de leurs parois
et les a rendues flexueuses, sans que le système artériel soit altéré
dans les autres parties du corps. De plus, tuméfaction des ganglions

lymphatiques ; perforation du voile du palais. Hypertrophie de la rate sans réaction amyloïde. Abcès au voisinage des testicules et dans le scrotum ; catarrhe et hypertrophie de la vessie ; épaississement considérable des uretères; épaississement et teinte grisâtre de la muqueuse des calices qui contiennent des calculs ; néphrite interstitielle.

Obs. VIII (Leudet, Recherches cliniques pour servir à l'histoire des lésions viscérales de la syphilis, in Moniteur des sciences médicales et pharmaceutiques, 1860, n° 149 et 150, p. 1189 et 1193). — Ostéite nasale; affaissement des os propres du nez; quatre ans après, paralysie de la cinquième, de la troisième paire des nerfs crâniens gauche, se développant pendant la gestation: délire, hébétude; fonte de l'œil du côté de la paralysie; diabète sucré momentané. Traitement par l'iodure de potassium ; diminution des accidents de paralysie. Quatre ans après le début des accidents cérébraux, vomissements, polydipsie; diabète insipide; accidents de l'œil droit. Mort. Exostose ancienne de la surface du rocher; méningite chronique de la base. Atrophie des nerfs de la deuxième et de la cinquième paire à gauche; ramollissement du bord gauche du calamus scriptorius; lésion syphilitique du foie; phthisie ancienne.

Taupin (Héloïse), âgée de 32 ans, trameuse, entra le 28 avril 1856 à l'Hôtel-Dieu de Rouen, salle XIX, n° 30, dans ma division. D'une bonne santé dans sa jeunesse, Taupin prétend n'avoir jamais eu d'accidents syphilitiques primitifs ou secondaires, ni de maladies de la peau. Il y a quatre ans, elle raconte que plusieurs semaines après avoir eu le nez heurté par le bord de l'épaulette d'un soldat, elle aurait été atteinte d'un gonflement de cet organe, suivi d'un écoulement de matières jaunâtres non fétides par les narines. Quelque temps après cet accident, les os propres du nez se seraient graduellement affaissés à leur racine et auraient déterminé l'altération de forme qui existe encore actuellement. Taupin a eu quatre accouchements dont deux gémellaires, le dernier il y a quatre mois et demi. Au sixième mois de cette dernière gestation, début brusque d'une perte de la vue, à gauche, sans paralysie des muscles de la face ou des membres. A la suite de cet accident, Taupin demeura souffrante, éprouvant des maux de tête, et n'a pu depuis lors se livrer à aucun travail suivi. Le 28 mai 1856, Taupin est amenée à l'Hôtel-Dieu ; elle avait une perte de connaissance presque complète, ou du moins l'intelligence semblait abolie ; elle ne proférait qu'un seul mot, celui de « madame », qui servait de réponse à toutes les questions adressées ; peu de mouvements involontaires. Occlusion des paupières du côté gauche ; petit épanchement plastique, blanchâtre, dans l'épaisseur de la cornée, de ce côté, sans ulcération de sa surface, dans une étendue grande comme un pois, en bas et à gauche de l'ouverture pupillaire. Pouls à 110 ; peu de chaleur de la peau, aucune paralysie motrice des membres supérieurs ou inférieurs. (Limon. sucrée, lavement purgatif, sinapismes aux membres inférieurs).

Dans la soirée du 28, la malade recouvre sa connaissance, et le 29 elle était assez bonne pour me permettre de recueillir les renseignements consignés plus haut et dont j'ai reconnu plus tard l'exactitude. Ce jour, Taupin était dans l'état suivant : blépharoptose gauche, occlusion des paupières normale, strabisme externe gauche, paralysie du muscle droit interne, et incomplète du droit supérieur ; dilatation et immobilité de la pupille de ce côté ; peu de sensibilité de la muqueuse olfactive et oculaire gauche : anesthésie cutanée du front, de la joue, des lèvres supérieure et inférieure à gauche, même anesthésie complète de la moitié latérale gauche de la langue. Perte du goût de ce côté ; perte de la vision incomplète à gauche. La malade reconnaît vaguement les objets qu'on lui présente. Aucune douleur ou saillie sur aucun des points de la calotte crânienne ou sur la surface des os longs accessibles au toucher. A la fin de sa dernière grossesse, peu de temps après l'invasion des troubles de la vue, Taupin éprouva une soif vive qui la forçait de boire jusqu'à huit ou dix litres de liquide par jour. Cette soif a toujours continué et dure encore actuellement. L'urine examinée le jour suivant par la liqueur de Barreswill et par la potasse, contenait du glucose ; elle réduisait d'une manière marquée le tartrate cupro-potassique et tournait au brun la solution de potasse caustique. (Limonade. Sept sangsues à la tempe gauche. Calomel, 0,60, et résine de Jalap 0,30, bouillon.)

1er juin, l'anesthésie cutanée a un peu diminué sur la joue gauche ; la perte de sensibilité demeure la même sur la muqueuse, même trouble de la vue à gauche et aucun changement dans le dépôt plastique de la cornée. Le glucose existe toujours dans l'urine.

(Limonade. — Une cuillerée à bouche de la solution suivante : eau 520 grammes, iodure de potassium 8 grammes ; une portion d'aliments.)

Dans le courant du mois de juin, l'état général de la malade devient plus satisfaisant ; l'anesthésie de la peau de la face fait place d'abord à de l'analgésie, puis la malade semble recouvrer la sensibilité absolue de cette région, comme celle des muqueuses nasale et oculaire ; la muqueuse linguale reste seule anesthésique. Même blépharoptose, strabisme externe à gauche ; le dépôt plastique de la cornée est le siége d'une petite ulcération en coup d'ongle. La soif a disparu et le glucose, après avoir diminué lentement dans l'urine ne s'y retrouve plus le 20 juin. Taupin quitte l'Hôtel-Dieu, le 23 juin 1854

Pendant son séjour en ville, la faculté visuelle de l'œil gauche va graduellement en décroissant ; dans la nuit du 12 au 13 juillet 1856, de vives douleurs se manifestent dans l'œil gauche, et le 14 juillet. Taupin entre pour la deuxième fois dans mon service. Je constate alors un chémosis conjonctival et une opacité avec ramollissement de la cornée gauche principalement en bas, douleur dans la tempe et la moitié gauche du front sans aucune saillie osseuse visible, pas d'anesthésie de cette région : sensation d'engourdissement dans la peau de la joue gauche qui est un peu anesthésique ; moitié gauche de la langue complètement dépourvue de sensibilité. (6 sangsues à la tempe gauche. Collyre avec eau 30 grammes et azotate d'argent cristallisé 0,15 ; pédiluve sinapisé, bouillon ; j'ajoute au bout de quelques jours une petite quantité d'iodure de potassium). Le 19 juillet dans la journée, l'œil gauche se perfore. A partir de ce moment l'engourdissement et l'anesthésie gauches de la face diminuent, la gencive supérieure gauche et la moitié correspondante de la face sont toujours anesthésiques. Le 19 août 1856, sortie de l'hôpital.

A la fin de septembre 1856, je revis Taupin ; elle présentait les mêmes troubles de la sensibilité cutanée et des muqueuses, mais ne souffrait plus de l'œil qui était atrophié.

Le 27 décembre 1856. Taupin rentre pour la troisième fois à l'Hôtel-Dieu, dans ma division ; son état général aurait été satisfaisant jusqu'à il y a trois semaines. A son entrée, l'intelligence de Taupin était tres-obscure ; elle rendait incomplètement compte de son état : la malade prétend ne pouvoir distinguer de l'œil droit le jour de la nuit ; cependant, la veille elle reconnaissait encore le nombre de ses doigts ; aucune phlegmasie de l'œil droit, pas de strabisme ; atrophie du globe oculaire gauche ; je constate les mêmes troubles de la sensibilité de la peau de la face et de la muqueuse buccale et linguale à gauche, que lors du dernier séjour. (Une cuillerée à bouche matin et soir de la solution suivante : eau 120 grammes, iodure de potassium 10 grammes ; 0,60 de calomel et 0,030 de résine de jalap ; frictions mercurielles dans les aines; bouillon, deux vins.) Le 30 décembre, état comateux complet, la malade ne répond à aucune question. Le 1ᵉʳ janvier 1857, retour de la connaissance ; Taupin reconnait les personnes qui entourent son lit ; elle assure voir un peu de l'œil droit ; un peu de stomatite hydrargiryque. Pas d'exagération de la soif, absence de sucre ou d'albumine dans l'urine. L'amélioration de l'état général est chaque jour plus prononcée ; la vision est toujours imparfaite à droite. Le 13 janvier, douleur dans l'œil droit, gonflement des paupières de ce côté, injection de la conjonctive, quelques petits dépôts de lymphe plastique interstitiels existent dans le segment inférieur de la conjonctive droite ; connaissance parfaite. Les jours suivants, cet épanchement de lymphe plastique diminue aussi, mais la vision demeure imparfaite; Taupin peut cependant marcher seule. Elle quitte l'Hôtel-Dieu, le 24 janvier 1857.

Taupin vint me revoir le 3 février 1857; elle se trouvait bien mais se plaignait d'un peu de faiblesse de la vue à droite. Le globe oculaire ne présentait aucune lésion.

Quatrième admission de Taupin à l'Hôtel-Dieu le 11 septembre 1860. Je ne pus savoir quel avait été l'état de la santé de la malade dans les trois années antérieures. Au moment de son admission à l'Hôtel-Dieu, adynamie extrême, intelligence obtuse, vision très-imparfaite à droite, insensibilité de tout le côté droit de la face, même anesthésie de la muqueuse buccale et linguale à gauche, sensibilité incomplète de la joue gauche. Langue déviée, pointe tirée à gauche; aucune paralysie des membres supérieurs ou inférieurs; anorexie, quelques vomissements, soif vive depuis quelque temps; boit jusqu'à 4 ou 5 litres de liquide dans les vingt-quatre heures. L'urine présente à peine une densité supérieure à l'eau potable ordinaire; aucune trace de glucose par la liqueur de Barreswill ou par la potasse. Diarrhée, 8 à 12 selles par jour sans coliques. Matité marquée avec expiration bronchique au sommet du poumon gauche ; mêmes phénomènes moins prononcés au sommet du poumon droit. (Tisane vineuse ; diascordium 2 gr.; vin de quinquina, bouillon, vin.) La soif diminue les jours suivants, ainsi que la diarrhée, mais l'adynamie persiste. Le 15 octobre, la malade, qui va chaque jour en s'affaiblissant, accuse un trouble plus marqué de la vision à droite, sans aucune douleur. Je trouve dans le segment inférieur de la cornée de ce côté une ulcération légère sans aucune rougeur.

Mort le 16 octobre 1860.

Autopsie le 17 octobre 1860. Pas de trace de putréfaction, œdème léger des membres inférieurs.

Aucune cicatrice visible à la surface des téguments; la voûte du crâne ne présente aucune trace de lésion; enfoncement des os du nez, la lame criblée de l'ethmoïde est saine ; la cavité des fosses nasales n'a pu être examinée, le cadavre ayant été réclamé. Téguments du crâne sains, aucune altération des méninges à la convexité. A la base, la pie-mère et l'arachnoïde viscérale s'enlèvent difficilement, adhèrent à la pulpe cérébrale et sont d'un blanc opaque, surtout au niveau du chiasma des nerfs optiques. Dans le quatrième ventricule, les plexus choroïdes adhèrent intimement au bord gauche du calamus scriptorius; dans ce point, la substance cérébrale paraît comme érodée, est irrégulière, légèrement ramollie dans sa couche superficielle, surtout au niveau des filets du nerf acoustique gauche. Intégrité parfaite des deux nerfs olfactifs; au niveau de la moitié latérale gauche du chiasma des nerfs optiques, existe une masse du diamètre d'un centime, légèrement rosée, plastique, du volume de la moitié d'une lentille, adhérente aux méninges, avec lesquelles elle fait corps, et moins adhérente à la substance du nerf. Le nerf optique gauche, aussi bien en avant qu'en arrière du chiasma, est réduit au moins à la moitié de son volume normal, et présente une teinte grisâtre au lieu de la coloration blanche mate du côté opposé; il est diminué de consistance dans toute son étendue jusqu'aux corps genouillés, et paraît réduit à son névrilemme. Le nerf trijumeau gauche est diminué également de volume, surtout dans sa branche ophthalmique. Le ganglion de Gasser gauche est blanc, au lieu d'être un peu grisâtre ; au-dessous de lui, dans la petite cavité osseuse de réception, sur laquelle il repose sur le rocher, existe une petite crête osseuse éburnée qui le comprime ; l'os aux environs de cette

petite exostose n'offre aucune altération de couleur ou de consistance. La grosse racine du trijumeau gauche, au niveau de la
protubérance annulaire, est moitié moins volumineuse que celle
du côté opposé. Aucune altération de la substance cérébrale dans
la protubérance ou dans le bulbe rachidien, excepté dans l'endroit
indiqué plus haut, au bord gauche du calamus scriptorius. Adhérence normale des méninges à la base étroite du cerveau ; les
nerfs crâniens de ce côté paraissaient avoir leur volume normal.
Dans l'insula de Reil à gauche, existe, à peu de distance de la
surface, un petit point criblé, sans ramollissement, qui ne se
trouve pas à droite. Aucune altération du reste de la substance
cérébrale ou du cervelet.

Larynx sain. Pas d'épanchement dans les deux plèvres ; adhérences anciennes des deux poumons au sommet, induration et
cicatrices du sommet du poumon droit avec plusieurs petites cavités tuberculeuses du volume d'un pois. Petite caverne au sommet
du poumon gauche. Pas de tubercules récents ; péricarde et cœur
sains.

Pas d'épanchement dans le péritoine, pharynx, œsophage et
estomac sains. Ulcérations nombreuses et larges dans l'intestin
grêle, un peu au-dessus de la valvule iléo-cæcale, quelques-unes
en voie de cicatrisation. Ulcérations de même aspect dans le cæ-
cum et les colons.

Aucune pseudo-membrane récente à la surface du foie, qui présente à la partie inférieure et presque médiane de sa face supérieure, à peu de distance du ligament suspenseur, des dépressions
allongées, comme cicatricielles, brunâtres au fond, circonscrivant
de petits lobules. Ces dépressions correspondent à des tractus
fibreux, durs et blanchâtres qui suivent la direction des vaisseaux
et compriment les canaux biliaires qui, dans certains points, contiennent de la matière calculeuse molle. Aucun dépôt grumeleux,
jaunâtre, gommeux. Parenchyme du foie d'un jaune pâle, grais-
sant légèrement le scalpel.

Rate saine, reins un peu diminués de volume, d'une teinte jaunâtre cireuse, uniforme, sans granulations de Bright ; surface
interrompue par des cicatrices et dépressions profondes, noirâtres,
sans matière colorante contenue dans les cicatrices. Décoloration
des pyramides. Membrane interne des bassinets normale.

Labarrière.   6

Utérus sans adhérences périphériques, sain, de même que les ovaires et les trompes

Obs. IX (inédite ; due à l'obligeance de M. le Dr Lépine, professeur de clinique médicale à la Faculté de médecine de Lyon).

Bonnivert (Pierre), charretier, 65 ans, entre le 6 décembre 1876 à l'hôpital Temporaire, salle Sainte-Marthe, n° 14 (service de M. Lépine).

Les détails suivants sur les antécédents du malade ont été fournis par sa fille.

Dans la seconde moitié du mois de novembre 1876, il a eu « un coup de sang » et est tombé par terre. On n'a pu savoir la durée de cette attaque, ni si elle a été accompagnée d'une perte de connaissance. Elle n'a été suivie ni de fièvre ni de paralysie motrice, et le malade ne s'est pas alité.

Immédiatement après l'attaque, on aurait observé un grand affaiblissement de la vue qui se serait encore prononcé davantage les jours suivants. En même temps le malade avait perdu la mémoire et l'intelligence. Malgré cela, il avait encore pu dans les premiers jours qui suivirent l'attaque se livrer à quelques travaux ; mais bientôt toute besogne lui fut impossible.

On n'a point de détails sur sa vie antérieure : on sait seulement qu'il avait des habitudes alcooliques et qu'il présentait un tremblement des mains assez prononcé.

Lorsqu'il est entré à l'hôpital il pouvait encore marcher ; depuis son arrivée il est resté confiné au lit ; il est gâteux et urine sous lui.

Il ne peut marcher ni se tenir debout. Il a toujours bien mangé jusqu'à ce jour (2 janvier).

La sœur qui fait le service de la salle a remarqué que depuis la fin de décembre les membres du malade étaient raides et qu'on pouvait difficilement les étendre.

Etat actuel, 2 janvier 1877. Le malade est dans le décubitus dorsal, l'expression de sa figure est insignifiante, plutôt heureuse que triste. On ne l'a point vu pleurer depuis son entrée à l'hôpital ; il se trouve même très-content de sa position. Il est dément.

Il répond aux questions qu'on lui pose, et détourne la tête quand on l'appelle, ce qui montre qu'il n'est pas sourd. Il n'est pas possible de préciser s'il entend mieux d'une oreille que de l'autre.

Il sait son nom et peut le dire quand on le lui demande; mais si on lui demande son âge, il paraît chercher une réponse et n'en trouve point.

B... n'est pas à proprement parler aphasique : les troubles de la parole paraissent tenir à la démence. Il prononce avec beaucoup de difficulté quand il répond aux questions qu'on lui pose, et il ne peut achever les phrases commencées qui se bornent souvent à un « hé! hé!..... »; mais il prononce distinctement et avec aplomb les mots ou les phrases qu'il dit de lui-même : « Voyons, mon garçon, etc. »

Si l'on met la main devant ses yeux, les mouvements qu'il fait indiquent la persistance de certaines sensations visuelles; mais il est impossible de déterminer dans quel degré la vision est conservée. Les yeux ne présentent pas de cataracte : ils n'ont rien d'anormal qu'un simple reflet grisâtre du cristallin. (L'examen ophthalmoscopique a été fait par M. Abadie.)

De l'ammoniaque mis successivement sous chacune des narines détermine des grimaces et des expressions non douteuses d'un sentiment désagréable.

L'état du goût n'a pas été examiné, par suite de l'absence dans la salle de substances sapides facilement reconnaissables.

On ne peut avoir, en raison de l'état de démence du malade, que des données imparfaites sur l'état de la sensibilité tactile. On peut le pincer fortement sur la face, le tronc, les bras, les jambes, sans qu'il fasse la moindre grimace, le moindre geste indiquant une sensation désagréable, et sur les mêmes parties, on peut, avec une épingle, traverser un pli de la peau sans déterminer de douleur apparente.

La sensibilité au froid paraît également abolie : un pot d'étain, mis sur la poitrine découverte, ne produit aucune réaction.

Pourtant, toute sensibilité tactile ne paraît pas absente, car le malade s'aperçoit immédiatement des tentatives que l'on fait pour le découvrir, et il ressaisit les couvertures pour les ramener sur sa poitrine.

Il ne peut se tenir debout et s'affaisse si on ne le soutient pas; il n'y a pourtant pas de paralysie des membres inférieurs, puisque le malade remue volontairement dans son lit. Parésie des mains qui serrent avec peu de force.

Le malade peut faire, dans son lit, des mouvements des mains et des pieds, des bras et des jambes, mais ils sont lents et saccadés. Habituellement, les jambes sont étendues et les avant-bras dans la demi-flexion. Dès qu'on veut leur communiquer des mouvements, on les sent se raidir et opposer une résistance énergique. Mais cette résistance n'est pas continue, uniforme ; elle se fait par saccades et elle est accompagnée d'une sorte de tremblement surtout appréciable à l'avant-bras.

Quand la tête n'est pas soutenue par les oreillers, elle présente des sortes d'oscillations analogues au tremblement des mains et de l'avant-bras. Pas de tremblement dans la langue ni dans la mâchoire inférieure.

Les muscles des membres sont rigides.

Les mains sont habituellement dans une attitude spéciale qui est la suivante : le poignet est fléchi sur l'avant-bras, et la main, dans son ensemble, déviée vers le bord cubital. Les doigts, dont les phalanges sont dans une extension complète, les unes sur les autres, sont fléchis sur le métacarpe ; le pouce est étendu, mais cette attitude, pour être habituelle, n'a rien de fixe ; en effet, le malade est continuellement agité et remue constamment les draps et les couvertures.

Pas de délire pendant la nuit ; pas d'hallucinations. Le malade est calme. Bon appétit. Pas d'eschare à la fesse ou au sacrum.

6 janvier. La raideur est de plus en plus forte. Quand on veut étendre les bras, ils s'animent d'un tremblement qui dure un certain temps après l'excitation.

9 janvier. Le malade sent très-bien les piqûres et les pincements sur tout le corps. La contracture des membres qui se manifeste à l'occasion des mouvements provoqués est de plus en plus grande.

15 janvier. Depuis cinq ou six jours B... ne mange plus : hier, au dire de la sœur, l'œil et l'angle de la bouche, du côté gauche, se rapprochaient. Aujourd'hui, résolution des membres ; pouls fréquent.

Mort le 16 janvier dans la matinée.

Autopsie. — *Encéphale.* Pas de pachyméningite. Le cerveau est très-ferme. Mésocéphale petit, paraissant atrophié, surtout du côté droit.

Méningite au niveau de la face antérieure de la protubérance. La pie-mère, à ce niveau, est épaissie, opaline, et on ne peut l'enlever sans entraîner de la substance blanche.

Le cervelet est sain. Les artères de l'encéphale sont saines. La base du cerveau est à l'état normal. Les méninges se laissent enlever facilement sur les deux surfaces convexes des hémisphères.

Au niveau de l'union du tiers postérieur avec les deux tiers antérieurs du noyau caudé, il y a une adhérence de plusieurs millimètres entre le corps calleux et l'épendyme. Le reste du cerveau est sain.

Moelle épinière. — Aucune trace de méningite à la face postérieure ; pie mère saine, face antérieure saine. La moitié droite paraît plus petite que la moitié gauche.

Poumons emphysémateux, congestion des bords postérieurs. Cœur flasque, volumineux ; l'aorte est faiblement athéromateuse. Rate petite ; reins sains.

Obs. X (inédite ; de MM. Chuquet et Remy, interne des hopitaux, communiquée par mon excellent ami, Ch. Remy). — Paralysie de la troisième paire droite ; atrophie musculaire progressive ; paralysie faciale gauche, puis droite ; eschares ; vomissements incoercibles. Mort ; autopsie. Méningite en plaque ; atrophie des cellules motrices des cornes antérieures de la moelle. — Hôpital temporaire, service de M. Duguet, salle Saint-François, n° 24 ; entrée : 29 septembre 1876 ; décès : 15 février 1877,

Domestique depuis sa jeunesse, cette femme n'avait fait jusqu'alors aucune maladie grave ; on ne retrouve pas la syphilis dans ses antécédents. Elle a eu plusieurs enfants et fut réglée jusqu'au mois de juin dernier. Dans sa jeunesse, elle avait une prédominance marquée du système nerveux, pleurait et riait sans motif, mais n'a jamais eu de grande attaque d'hystérie.

Depuis cinq ans, elle est atteinte d'une paralysie oculaire pour laquelle elle fut traitée successivement par MM. Panas, Desmarres. Ce dernier lui ordonna des pilules de nitrate d'argent et une solution de bromure de potassium.

29 septembre. Au moment de son entrée à l'hôpital, la malade accuse de la diplopie ; de plus, elle voit les objets comme à travers un nuage ; il existe du ptosis à droite. En dehors de ces troubles oculaires, la malade ne se plaint que d'un affaiblissement de la motilité dans la jambe droite ; on trouve, en effet, que les muscles n'ont plus leur force normale. J... marche encore ; elle n'a nullement la démarche d'une ataxique ; elle traîne simplement la jambe.

La sensibilité, explorée avec une épingle et par le pincement, ne semble pas altérée, sauf dans la moitié droite du corps et dans la région thoracique où il existe une légère diminution de la sensibilité ; pas de thermo-anesthésie.

Les organes digestifs, les appareils de la circulation et de la respiration sont tout à fait sains ; la parole est nette.

1er octobre. On s'aperçoit pendant la visite que la commissure labiale gauche est relâchée et que les plis du visage sont effacés de ce côté.

Le 2. La paralysie gauche faciale est totale : la paupière ne peut fermer l'œil ; le voile du palais est paralysé : les boissons reviennent par le nez, la voix est nasonnée et commence à s'altérer.

Les membres inférieurs ne se meuvent plus que très-difficilement ; la jambe droite est presque complètement immobile.

Le 3. La malade a de la rétention d'urine : on est obligé de la sonder. Il existe aussi de la constipation.

Le 5. Les phénomènes paralytiques vont en s'accentuant ; les jambes sont immobiles, et malgré toute sa bonne volonté, la malade ne peut leur faire accomplir que de très-légers mouvements de rotation ; elle ne peut les soulever du lit, et si on lui dit d'étendre la jambe fléchie sur la cuisse, elle ne peut résister au léger effort que l'on fait pour s'y opposer. Les bras conservent toute leur force.

La sensibilité est peut-être diminuée sur toute la surface du corps, mais au même degré sur tous les points.

La connaissance existe tout entière ainsi que la sensibilité affective ; la malade se lamente sur son état, la langue s'embarrasse et on commence à avoir de la peine à la comprendre.

Depuis deux jours, elle n'a pas pris d'aliments.

Séton. Nourriture avec la sonde œsophagienne.

T. 37°.

Le 6. Les symptômes sont sensiblement les mêmes : Impotence des membres inférieurs, les bras continuant à rester libres. Cependant, aujourd'hui, la paralysie faciale est double, mais en restant plus prononcée du côté gauche : des deux côtés, les paupières ne peuvent se fermer et les conjonctives sont légèrement injectées.

Le langage est encore plus embarrassé qu'hier ; avec de la patience, on comprend encore la malade qui s'aide de ses mains pour demander ce qu'elle désire ; l'intelligence est tout à fait présente. Constipation ; pas d'incontinence d'urine. Ni albumine ni sucre dans l'urine. T. 36, °8.

Odorat sain : l'eau de Cologne est reconnue et nommée par la malade. Ouïe intacte.

La langue est sèche et dure comme du bois ; la soif est vive ; le goût ne peut être interrogé. Le pouls est régulier.

Traitement. Julep. Iodure et bromure de potassium, 2 grammes de chaque.

Le 7. Examen de la prononciation.

v o u ne se présentent que très-difficilement.

p b n ne peuvent se prononcer.

La langue sort à tous moments de la bouche.

Le voile du palais est totalement insensible ; il n'a plus de mouvements réflexes.

Il est survenu de la rétention d'urine ; on est obligé de recourir à la sonde.

Par l'exploration électrique, on constate : un affaiblissement non douteux de la contractilité musculaire du côté droit de la face ; on peut encore faire fermer l'iris, tirer la commissure, produire des rides sur le front ; du côté gauche de la face, on ne détermine aucun mouvement.

Les muscles de la jambe ont en partie conservé leur contractilité, plus à gauche qu'à droite.

L'intelligence est nette.

Le 8. Exploration électrique.

Abolition complète des contractions dans la moitié gauche de la face.

Abolition incomplète des contractions dans la moitié droite de la face.

Intégrité de la contractilité électro-musculaire des membres supérieurs dont la motilité est conservée.

Diminution notable pour les membres inférieurs.

La sensibilité semble affaiblie aux membres inférieurs où les réflexes sont abolis ; elle paraît intacte à la face.

On peut déterminer des mouvements de déglutition en touchant la base de la langue : on porte du sulfate de quinine au delà du V lingual et à son niveau ; la malade dit qu'on lui fait goûter de la gentiane. Dans les deux tiers antérieurs, la sensibilité gustative est conservée.

Intégrité de l'intelligence.

Le 10. Une eschare commence à se former sur la fesse droite : il existe de la rougeur sur une étendue de 10 à 12 centimètres dans tous les sens, avec quelques vésicules blanchâtres au centre.

Hier, pendant la journée, douleurs très-vives dans les jambes. Diminution très-notable de la sensibilité des deux membres inférieurs ; pas d'épilepsie spinale.

Le 14. La rougeur existe encore au niveau de la fesse droite ; la rétention d'urine continue.

Incontinence des matières fécales.

La paralysie faciale est très-accentuée.

La contractilité électrique est nulle dans les muscles de la face ; elle est conservée en partie dans les muscles des membres inférieurs, mais ce n'est qu'au bout de quelques secondes qu'ils entrent en action après être restés rebelles à l'excitation électrique.

La sensibilité est obtuse dans les membres inférieurs, mais n'est pas abolie complètement.

Rien dans les viscères.

Les urines ne contiennent ni albumine ni sucre. Température normale.

La malade engraisse notablement ; elle est nourrie par la sonde œsophagienne.

Traitement. Iodure de potassium, 2 grammes.

Le 16. J... se plaint dans les jambes de douleurs continues qu'elle définit très-mal, mais qui ne sont pas fulgurantes.

Elle se plaint beaucoup de son ventre, et prétend que des matières sont arrêtées dans son rectum ; la palpation révèle, en effet, des masses arrondies dans les points où passe le gros intestin.

Traitement. Huile de ricin, 45 grammes, et huile de croton, 2 grammes, à introduire avec la sonde œsophagienne.

Le 24. La rétention d'urine est remplacée depuis quelques jours par de l'incontinence ; les matières accumulées dans l'abdomen ont cédé devant des lavements et des purgatifs répétés, la faradisation et le curage du rectum. Même embarras de la parole ; même état du côté de la face et des membres.

D'après la religieuse, la malade aurait avalé trois cuillerées de potage ; elle fait remarquer que ses orteils remuent.

Traitement. Iodure de potassium, 6 grammes.

Frictions d'onguent napolitain.

Un élève de M. Panas, venu pour l'examen ophthalmoscopique, dit trouver les lésions de la neuro-rétinite.

Le 26. On venait d'introduire la sonde œsophagienne, et celle-ci était arrivée dans l'estomac ; tout à coup, la suffocation devient imminente : la malade arrache convulsivement la sonde, la respiration est suspendue et le cœur ne présente plus que de faibles battements ; on flagelle l'épigastre et la face avec de l'eau froide, et la malade revient à elle.

Ce jour-là, on ne la nourrit pas avec la sonde ; on lui donne des lavements alimentaires.

Le 27. On lui fait prendre 1/4 de litre de lait avec la sonde œsophagienne : l'estomac se contracte et empêche l'introduction d'une plus grande quantité.

Lavements de bouillon.

Le 28. Un 1/2 litre de lait est introduit : moitié sort par un mouvement de régurgitation.

La sensibilité est toujours conservée entièrement à la face, diminuée aux membres inférieurs, intacte au tronc.

La motilité est abolie à la face et aux membres inférieurs ; elle est conservée dans les membres supérieurs.

La contractilité est sans modification.

Le 30. On peut à nouveau sonder la malade et lui introduire son ancienne ration alimentaire.

L'iodure de potassium suspendu depuis l'accès de suffocation n'a pas été repris.

Du 1er novembre jusqu'au mois de janvier l'alimentation est continuée avec la sonde œsophagienne sans accident. Vers le 15 décembre la malade a pu avaler des liquides ; un peu plus tard elle a pu prendre quelques aliments solides mais impuissants à la soutenir. La contractilité revient dans les muscles masticateurs qui autrefois restaient relâchés, si bien qu'on n'avait pas à craindre les morsures dans l'introduction de la sonde et que la bouche restait entre-ouverte laissant écouler la salive.

Etat général au 2 janvier 1877. — *Membres inférieurs.* Paralysie motrice presque complète et symétrique des deux membres inférieurs, avec flaccidité, sans contracture. La malade peut faire exécuter de très-petits mouvements avec les orteils des deux pieds : ces deux membres sont modérément empâtés et infiltrés; les reliefs musculaires appréciables; les muscles sont atrophiés. La contractilité électrique a disparu absolument, quoique le courant fût très-violent, bien perçu et arrachât des cris à la patiente.

La sensibilité au toucher, à la douleur est intacte. Il se produit souvent des douleurs spontanées : c'est un état de souffrance qui n'a rien de fulgurant; c'est une irradiation de douleurs lombaires.

Membres supérieurs. Affaiblissement musculaire symétrique et diminution très-notable des forces.

Pas de contracture ni de convulsions; la malade dirige ses mouvements avec une parfaite coordination.

Atrophie manifeste des muscles de ces deux membres et en particulier de l'éminence thénar; le métacarpien du pouce tend à se mettre sur le même plan que les autres.

Le bras gauche est toujours engourdi; néanmoins la sensibilité est égale et conservée des deux côtés.

La contractilité électrique existe, mais à un faible degré.

Tronc. Émaciation excessive; ventre en bateau; côtes et clavicules saillantes.

(Les parois abdominales ont répondu à l'excitant électrique dans le courant du mois de décembre. Aujourd'hui on néglige cet examen).

Il existe une douleur lombaire exaspérée par les mouvements, et une barre dont la malade se plaint continuellement autour de la poitrine.

Tête. La motilité de la face est gravement atteinte : l'orbiculaire des lèvres, les grands et petits zygomatiques, les orbiculaires des paupières, les buccinateurs, les frontaux sont paralysés.

L'œil roule au milieu des paupières trop ouvertes et anime seul la face.

Les mouvements nécessités pour la parole s'exécutent par les masséters et la langue dont la motilité est également diminuée; il en résulte que la parole est mal articulée et gutturale.

La malade peut à volonté sortir la langue et la rentrer.

La déglutition se fait et le voile du palais s'oppose au retour des aliments.

L'expectoration est difficile et n'a lieu qu'au prix de longs efforts de toux

Les muscles de la face ne répondent pas à l'excitation électrique.

L'intelligence est nette, la réponse appliquée à propos quoique mal articulée; il existe un état d'excitation continuelle se traduisant par des plaintes et par des cris.

Conservation de l'odorat, du goût et de l'audition.

La vue est diminuée; les deux pupilles également dilatées.

Organes internes. — Langue nette, dysphagie légère, inappétence. Constipation qui tous les trois ou quatre jours ne cède qu'à des excitants.

Incontinence d'urine entretenant de l'intertrigo et de l'érythème de la vulve et des fesses.

Rien à noter du côté du cœur; le pouls est régulier et petit.

Râles disséminés dans la poitrine (bronchite).

8 janvier. La malade est prise subitement de violentes douleurs abdominales, de vomissements bilieux, d'oppression thoracique, phénomènes inquiétants qui cèdent rapidement à des purgatifs.

Le 9. T. A. m. 39°,2. Prescription : 30 ventouses sèches tous les jours sur la colonne vertébrale.

Ce traitement, qui réveillait les douleurs lombaires, mais qui fit diminuer d'intensité celles des membres inférieurs, fut cessé au bout de cinq ou six jours.

1er février. J... se plaint que ses bras sont toujours engourdis; elle souffre dans les membres inférieurs où elle croit sentir des fourmis; leur sensibilité est diminuée.

Recherches électriques. — Aucune contractilité dans les membres inférieurs, même dans les muscles dont la contraction spontanée existe.

Contractilité médiocre des bras.

Contractilité nulle des muscles de la face.

Le 5. Affaiblissement progressif, inappétence presque absolue. A la face postéro-interne de la cuisse droite se voit, au milieu d'un érythème urineux intense une éruption de grosses vésicules : 11 aux cuisses, 1 aux fesses, 1 sur le flanc, 7 ou 8 au pli fessier. Erythème autour des parties ano-génitales. A la face externe du grand trochanter droit se trouve une eschare de 2 centimètres. Emaciation progressive et généralisée, squelettique.

Pouls régulier et très-petit.

Râles sibilants et ronflants dans la poitrine.

Les jours suivants la malade refuse toute espèce d'alimentation, elle est prise de vomissements incoercibles et meurt le 15 par épuisement complet des forces.

Autopsie. — *OEil gauche.* Papille visible à travers l'humeur vitrée. Un épaississement simulant un petit ver blanc de 5 millimètres de long suit l'un des vaisseaux ; en outre, rétinite pigmentaire assez prononcée.

Cerveau. Artères non athéromateuses. On trouve plusieurs points de méningite scléreuse, caractérisée par l'épaississement ét la blancheur des membranes, qui, à ce niveau, sont opaques, dépolies, blanchâtres : 1° autour des deux artères sylviennes établies sur les circonvolutions des régions pariétales ; 2° de chaque côté des pédoncules cérébraux, englobant les nerfs moteurs oculaires communs et les pathétiques, plaques qui s'enfoncent dans la fente cérébrale de Bichat ; 3° enfin, le nerf moteur oculaire externe gauche est entouré par une plaque de même nature.

La coupe du cerveau ne présente rien de particulier.

Moelle : Pas trace de méningite ; rien à l'œil nu ni à la coupe. Les racines antérieures des nerfs lombaires semblent diminuées de volume.

Foie gras.

Reins. Etat graisseux de la coupe.

Poumons. Pas de tubercules, mais à droite on observe une pleurésie avec un épanchement peu abondant, des fausses membranes fibrineuses et des adhérences. La coupe de la base de ce poumon présente quelques foyers de pneumonie caséeuse.

Hypertrophie du corps de l'utérus, déterminée par la présence d'un petit corps fibreux interstitiel.

Le corps est émacié universellement, squelettique, et présente l'habitus de l'atrophie musculaire progressive.

Examen microscopique. — *Muscles :* Ceux du mollet ne présentent plus de faisceaux primitifs normaux. On remarque que quelques fibrilles sont encore reconnaissables, mais elles ont perdu leur striation transversale, Dans d'autres cas, il ne reste dans le myolemme que des masses rougeâtres, séparées par des zones de granulations. La gaîne de myolemme ne présente pas de signes d'inflammation. Les fibres lisses des vaisseaux du mollet persistent.|

Au membre supérieur, les fibres musculaires ont leur aspect normal ; quelques faisceaux sont diminués de volume.

Nerfs. Le tibial antérieur et le nerf sciatique des deux côtés sont peu altérés. Les racines antérieures des nerfs de la moelle lombaire semblent enflammées, la myéline a disparu et est remplacée par des|noyaux sur un petit nombre de fibres. Quand aux autres nerfs : faciaux, pathétiques, moteurs oculaires, il ne sont pas altérés. Tout l'intérêt se concentre sur la moelle.

Région lombaire. Elle présente une altération très-évidente. Les groupes des cellules motrices des cornes antérieures de la moelle sont atrophiés ; les cellules sont en dégénérescence granuleuse et pigmentaire, lésion caractéristique de l'atrophie musculaire progressive. Presque toutes les cellules antérieures de la région lombaire sont altérées.

A la région cervicale quelques-unes seulement sont malades. Dans le bulbe, les noyaux inférieurs du spinal sont atteints d'atrophie granulo-pigmentaire très-avancée. On trouve une douzaine de cellules altérées. Les noyaux du grand hypoglosse sont également atteints.

En général les cellules nerveuses ont perdu leurs prolongements, elles sont globuleuses. Des granulations pigmentaires jaunâtres accumulées refoulent le protoplasma.

Obs. XI. (Türck, in Zeitschrift der Aerze zû Wien, 1855, p. 536).

Un homme âgé de 44 ans fut atteint d'hémiplégie en avril 1854. Au mois d'octobre de la même année, il survint une paralysie du muscle droit externe de l'œil, qui doit n'avoir duré que quelques semaines, et dont il ne reste aucune trace à son entrée à l'hôpital le 2 avril 1855. Il mourut le 1er août.

L'autopsie fit constater une atrophie peu marquée du moteur oculaire externe droit. Celui-ci, à partir de son point d'émergence de l'arachnoïde, jusqu'à son entrée dans la substance musculaire, était altéré, pâle, amoindri, gélatineux, transparent; au point d'émergence que nous avons indiqué se voyait un peu de graisse libre, et les tubes nerveux paraissaient seulement être un peu diminués de nombre. Les enveloppes molles qui recouvrent le pont de Varole comme celles qui recouvrent la moelle sont troubles, particulièrement au niveau de cette dernière, recouverte d'un exsudat assez ancien. Il y avait donc là évidemment une inflammation du nerf moteur oculaire externe par extension d'une méningite. Au bout d'un certain temps, le nerf était de nouveau devenu conductible.

Peacock a publié une observation de méningite en plaque, que nous voyons reproduite dans la thèse de Berthrand (Paris, 1874); nous ne la rapportons pas, vu son laconisme.

CONCLUSIONS.

La seule cause, bien établie, de méningite scléreuse basilaire est la syphilis ; cette lésion se rattache à sa période tertiaire.

Elle détermine par l'étranglement des nerfs crâniens des paralysies directes, le plus souvent motrices, rarement sensitives.

Ces paralysies sont irrégulières dans leur succession ; elles sont permanentes ; par exception elles peuvent être transitoires.

La méningite scléreuse basilaire s'accompagne de complications fréquentes du côté de l'encéphale, les unes se rattachant directement à la syphilis et indépendantes de la méningite, les autres au contraire résultant de cette méningite.

Paris. A. PARENT, imprimeur de la Faculté de Médecine, rue M^r-le-Prince,